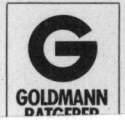

GOLDMANN
RATGEBER

W0071440

*Buch*

In diesem praktischen Übungsbuch werden sowohl Atemübungen gegen die verschiedensten Körperbeschwerden und Krankheiten als auch solche gegen Angstzustände, Depressionen und andere seelische Probleme beschrieben.

Nicht ohne Grund spielt das bewußte und gezielt eingesetzte Atmen eine entscheidende Rolle bei allen autosuggestiven Betätigungen, allen voran der Hypnose und dem autogenen Training. Umgekehrt wird auch die Vorstellungskraft als ein wesentliches Element der Atem-Therapie eingesetzt. Daher ist jeder Atemübung eine Suggestivformel bzw. ein Vorstellungsbild mit meditativer Funktion beigefügt, das die Heilkraft des Atems unterstützt und steigert. Der Atem dient so aber nicht nur der Gesunderhaltung, Krankheitsvorbeugung und Heilung, sondern führt genauso zur Entspannung, Versenkung und Bewußtseinserweiterung. Auf diesem Weg wird die Kraft des Atems zur Quelle für den Einklang von Geist und Körper.

*Autorin*

Marietta Till, geboren in München, studierte Klassische Philologie, Germanistik und altorientalische Sprachen in München und Wien. Nach dem Krieg unternahm sie weite Auslandsreisen und beschäftigte sich dabei intensiv mit östlicher Philosophie. Von 1962 bis 1976 arbeitete sie als Dozentin am Studienkolleg für ausländische Studenten in München. Sie ist Schülerin Thorwald Dethlefsens und des bekannten Schweizer Yogameisters Robert Walser. Seit 1973 ist sie selbst Yogalehrerin.

# Marietta Till

# DIE HEILKRAFT DES ATEMS

*50 Atemübungen*
*für Körper, Geist und Seele*

Mit Zeichnungen von Piet Bogner

**GOLDMANN VERLAG**

Originalausgabe

Der Goldmann Verlag
ist ein Unternehmen der Verlagsgruppe Bertelsmann

Made in Germany 12/89 · 2. Auflage
© 1988 by Wilhelm Goldmann Verlag, München
Umschlaggestaltung: Design Team München
Satz: Uhl + Massopust, Aalen
Druck: Presse-Druck Augsburg
Verlagsnummer: 10432
Redaktion: Christel Braun
Lektorat: Johannes Jacob
Herstellung: Ludwig Weidenbeck/AS
ISBN 3-442-10432-7

# Inhalt

## Die Atemübungen – Teil B

# Vorwort

Ein Wahrheitssucher kam einst zu einem großen Lehrer, um von ihm zum Erleben höherer Bewußtseinszustände geführt zu werden. Der Lehrer erkannte, daß es dem Suchenden weniger um geistige Vervollkommnung, als um das Erreichen von Macht über andere zu tun war. Er führte ihn an einen Fluß, ließ ihn untertauchen und hielt ihm so lange den Kopf unter Wasser, bis er am Ertrinken war. Erst dann ließ er ihn frei und fragte: »Wonach hast du dich unter Wasser am meisten gesehnt?« Tief aufatmend antwortete der Erschöpfte: »Nach Luft!« »Kehr zurück«, sagte der Lehrer, »wenn dein Verlangen nach Vervollkommnung so groß geworden ist, wie dein Sehnen nach Luft!«

Ohne Atem kein Leben! Ohne Nahrung können wir eine ganze Zeit existieren, ohne Luft nur wenige Minuten. Das wissen wir alle. Doch daß Atmen mehr sein kann, als den eigenen Körper nach Bedarf Luft holen zu lassen, ist nur wenigen von uns bewußt. Ebenso die Tatsache, daß der Atem ein wichtiges Bindeglied zwischen Körper und Geist darstellt und einen tiefgreifenden Einfluß auf das psychosomatische Geschehen ausübt. Systematische Schulung des Atems, wie in diesem Buch an verschiedensten Beispielen vorgestellt, führt deshalb zu einem spürbaren Wohlbefinden und zu überaus positiven Erfahrungen auf allen Ebenen unseres Daseins.

Atemschulung gehört zu den heute vielfach angebotenen Heilswegen, wobei Heil durchaus Heilung bedeuten kann. Die meisten der Disziplinen, die zum Heil führen sollen, beschränken sich aber in der Regel auf den Weg der Körpererfahrung und der Imagination und vernachlässigen die überragende Rolle, die der Atem dabei spielen kann.

Zu den bekanntesten Übungswegen, welche den Atem mit einbeziehen, gehört der indische Yoga-Weg mit seiner meditativen Schulung des Atemgeschehens. Vor Jahrtausenden schon entdeckt, wurden die Übungen lange Zeit nur in Geheimbünden und Eingeweihtenschulen unter dem Siegel der Verschwiegenheit weitergegeben.[1] Erst in unserer Zeit kommen sie nach einer Periode spiritueller Unterernährung und rein materieller Ausrichtung, welche die westliche Welt durchzumachen hatte, wieder an das Tageslicht. Alle alternativen Wege und Therapien der heutigen Zeit haben das Bestreben, den Menschen wieder nach innen zu führen, seine Selbsterkenntnis zu fördern und sein vordergründiges Ego in eine höhere Form des Bewußtseins zu transformieren. Der Atem, der ein tief innerliches Geschehen ausdrückt, kann dazu wesentlich beitragen. Wir haben mit ihm ein Instrument in der Hand, das, von unserem Willen geführt, sogar unbewußte und autonome Vorgänge in unserem Körper steuern kann – eine Möglichkeit, die von allen Lebewesen allein dem Menschen zur Verfügung steht. Herztätigkeit, Pulsfrequenz, Verdauung und verdrängte Emotionen können z. B. durch gezielte Atmung beeinflußt, tiefgehend verändert und sogar ausgeschaltet werden. Wer hätte nicht schon von indischen Yogis gehört, die sich drei Wochen lang lebendig begraben lassen?

Unsere geistigen Kräfte, Konzentration und Gedächtnis sowie unser Urteilsvermögen profitieren vom gelenkten Atem, ebenso unsere seelische Konstitution, die durch geduldige Übung von den Schlacken negativer Gemütszustände befreit wird.

Was der Atem vermag, können wir an uns selbst erproben: Wir setzen uns auf einen Stuhl in gerader Haltung, konzentrieren uns auf den Atem und schalten mit geschlossenen Augen alle anderen Gedanken aus. Nun verlängern wir die Zeit des Ein- und Ausatmens mehr und mehr, wir »schauen dem Atem zu«.

Nach fünf Minuten werden wir fühlen, daß uns wohltuende Ruhe durchströmt. Sorgen und Probleme sind kleiner geworden.

Ein anderes Beispiel: Wir gehen auf ein Volksfest und setzen uns ins »Russische Rad«. Jedesmal, wenn unsere Gondel sich senkt, stellt sich das bekannte mulmige Gefühl im Magen ein – Angst erfaßt uns. Atmen wir aber während der Abwärtsfahrt tief ein, dann bleibt die Angst aus!

Das sind nur zwei einfache Beispiele für den Einfluß bewußt gelenkten Atems.

Die Chinesen sind sogar der Meinung, daß beruhigende Atmung unser Leben verlängert. Ihre Philosophen behaupten, der Mensch habe bei seiner Geburt eine bestimmte Anzahl von Atemzügen für das gegenwärtige Leben zugeteilt bekommen. Wenn er schnell und aufgeregt atme, sei es ziemlich bald um seine Lebenskraft geschehen. Als Beispiel dient ihnen der hektische, kurzlebige Affe und die über hundert Jahre lebende Schildkröte mit ihrem ausgesprochen langsamen Atem.

Aus gut orientierten und glaubwürdigen Quellen des Ostens werden geradezu wunderbare Wirkungen des Atems überliefert. So erfahren wir von Mönchen in Tibet, die in der größten Kälte nackt im Schnee sitzen und eine vorgeschriebene Menge nasser Leintücher trocknen müssen, bevor sie zu bestimmten Ritualen des Klosterlebens zugelassen werden. Sie üben »Tum-Mo« – eine Hitze erzeugende Atemübung, der auch A. Jusseck, ein bekannter, jetzt in Amerika lebender Psychotherapeut[2], seine Lebensrettung in Stalingrad verdankt. Von der berühmten Tibetforscherin Alexandra David-Néel z. B. wird geschildert, wie andere tibetanische Mönche wiederum, die sich ganz bestimmten Atemübungen durch Jahre hindurch unterzogen haben, imstande sind, wie mit »Siebenmeilenstiefeln« über große Strecken mehr zu fliegen als zu gehen, fast wie ein Vogel, nur manchmal mit der Fußspitze die Erde berührend[3]. Aus neuester Zeit wissen wir, daß durch spezielle Atembeeinflussung in der Psychotherapie Patienten in eine veränderte Bewußtseinsebene (»Alpha- oder Theta-Zustand«) geführt werden können, in der ihnen weit zurückliegende, aus dem Gedächtnis entschwundene Erlebnisse wieder gegenwärtig werden (Primär-Therapie, Rebirthing). Und auch die moderne Methode des »Superlearning« im Sprachunterricht wird durch Atemübungen unterstützt.

Diese Beispiele sollen genügen, um zu verdeutlichen, welch ungewöhnliche Wirksamkeit die gelenkte Atemfunktion entfalten kann. Richtig atmen fördert nicht nur die Beweglichkeit des Körpers, Wachheit im Geist und Ausgewogenheit der Seele. Es fördert auch eine erhöhte Leistung der rechten Gehirnhälfte, die für Phantasie, Traumleben und die kreativen Fähigkeiten zuständig ist. In unserer Zeit des Verstandeskults ist sie vernachlässigt worden. Wiedererweckt schenkt sie unserem Dasein und unserer Individualität Sinn und Freude.

Richtig atmen bringt unserem feinstofflichen Körper (auch kinästhetischer, Ätherkörper oder Pranakörper genannt) vermehrte Kräfte, denn mit dem Atem nehmen wir nicht nur Sauerstoff auf, sondern auch ein schöpferisches Lebenselixier (bei den Indern Prana, bei den Chinesen KI genannt), das unseren physischen Körper am Leben erhält, unsere Zellwände stärkt und das Immunsystem stützt.

Richtig atmen vermag uns aus der Polarität, an der wir seit der »Vertreibung aus dem Paradies« leiden, in die Einheit zurückzubringen, wo die Schöpfung nicht mehr als ein von uns Abgetrenntes existiert, sondern als Schicksalsverbundenheit alles Seienden. So trennt uns das Nach-innen-Gehen im Atem keineswegs von den Mitmenschen, wie so manche befürchten, sondern verbessert unsere sozialen Beziehungen, unser Mitgefühl und unsere Menschenliebe. Luft ist das Element der Kommunikation mit dem Du.

Alles muß atmen: die Pflanzen, die Tiere, die Bäume, auch ein Bienenstock, ja sogar ein Orchester. Selbst das Universum atmet einmal am Tag ein – von Mitternacht bis Mittag – und einmal aus – von Mittag bis Mitternacht. Deshalb ist die beste Zeit für unsere Übungen auch die erste Hälfte des Tages. Der Atem des Brahma aber, des großen Weltenschöpfers, umfaßt nach indischer Vorstellung Äonen und hat uns gegenwärtig das Zeitalter der dunklen Göttin Kali gebracht, mit Menschenopfern, blutigen Fehden, Kriegen und Aggressionen. Ein Grund mehr, uns nach befreienden Hilfen umzusehen, die uns ins Licht führen!

Richtig atmen heißt, Bewußtheit in alle Teile des Körpers zu bringen. Der Körper aber ist das Grundelement für die ganzheitliche Veränderung unseres Wesens. Wenn wir den Atem mit der Kraft unserer Imagination verbinden, wie ein geschickter Chemiker seine Ingredienzien, erleben wir eine überraschende Zunahme unserer Möglichkeiten und letztlich unserer gesamten Vitalität.

Nur ein Beispiel: mit geschlossenen Augen stellen wir uns unser rechtes Kniegelenk vor, mit Kniescheibe, Sehnen und Bändern. Jetzt »atmen wir kräftig in das Knie«, wodurch die Vorstellung erst richtig aktiviert wird. Wir können auch die rechte gebende Hand noch auf das Knie legen und imaginieren, daß der Energiestrom mit unserem Atem durch Arm und Handfläche direkt in das Knie fließt. Sehr bald schon wird das Gefühl der Wärme und einer heilenden Kraft an dieser Stelle einsetzen. Wie ein treuer Diener ordnet sich der Atem unserem Willen unter.

Wenn wir vom »Willen« sprechen, dürfen wir bei diesen hochdifferenzierten Übungen nicht den Fehler machen, Leistungsstreben und Wettbewerb auf den Plan zu rufen. Bei solchen Übungen geht es nicht darum, wer besser atmet, wer mehr Luft einholt, wer länger die Luft anhalten kann. Die Auswirkungen müssen sich ganz allmählich, wie von selbst und »einschleichend« einstellen. Allzu schnell entstehen sonst Verspannungen oder Blockierung, wie wir sie bei Joggern mit verbissenen Gesichtern im Park täglich beobachten können. Die Atemübungen stellen bei gutem Willen und getreulicher Wiederholung eine lockere, natürliche und fröhliche Handlung dar. Wer dabei die Zähne zusammenbeißt, ist hier nicht am rechten Platz.

Es geht dabei um die für uns westliche Menschen so schwer zu begreifende Haltung des östlichen »Wu-Wei«, des Nichttuns im Tun. Dies meint: ohne krampfhafte Zielstrebigkeit, ohne Ehrgeiz, ohne egoistisches Gewinnstreben (das es ja auch im geistigen Bereich durchaus gibt) kreatives Tun entfalten, die Kräfte fließen lassen, sich – in unserem Fall – »dem Atem öffnen«.

Der Inder hat dafür ein schönes Gleichnis. Er sagt: »Suche die Straße deiner Selbstverwirklichung zwischen Katzenweg und Affenweg!« Das Katzenjunge läßt sich nämlich willenlos von seiner Mutter im Maul tragen, das Affenjunge dagegen klammert sich mit aller Kraft an seine Ernährerin.

Atmen ist Lust, nicht im Sinne hedonistischen Lebensgenusses. Wir »lächeln« beim Atmen der Lunge »zu«. Atmen ist inspiriertes Tun. Inspirieren heißt hineinhauchen – und so ist der Atem ein göttliches Geschenk. Denn Gott hauchte dem Erdenkloß Adam »ruach« oder »Pneuma« ein, wie in der Bibel steht. Beide Wörter, hebräisch und griechisch, haben neben »Atem« zugleich auch die Bedeutung »Geist«. Weiter heißt es: ». . . und so ward der Mensch eine lebendige Seele.« Das bedeutet, daß uns der Atem in tiefster Bedeutung ein göttliches Werkzeug und ein immer gegenwärtiger Wegweiser zur großen Befreiung ist.

# Zu den Übungen

Die in diesem Buch gesammelten Atemübungen sind das Ergebnis jahrelanger Arbeit und Erfahrung mit Gesunden und Kranken. Sie sind nach der Richtung ihrer Wirksamkeit sowie nach dem Grad der Schwierigkeit aufgebaut und beziehen im zweiten Teil auch solche Übungen mit ein, die ein gewisses Atem-»Training« und geschultes Vorstellungsvermögen voraussetzen. Wer Schwierigkeiten mit seinem Imaginationsvermögen hat, sollte sich es dennoch nicht verdrießen lassen, immer wieder die Bilder vor sein geistiges Auge zu holen, weil sie eine ausgezeichnete Hilfe bedeuten. Was am Anfang noch als unüberwindlicher Berg erscheint, ist später nur noch ein winziger Hügel.

Mit einigem Vorbehalt haben wir die Lehre von den sieben Energiezentren des indischen Yoga (Chakrenlehre) in unser Programm aufgenommen. Diese Zentren, die auf feinstofflicher Ebene an der Umformung von Körper, Geist und Seele unmittelbar beteiligt sind, sollten für den Anfänger zunächst keine Rolle spielen. Sie werden ohnehin bei jeder Atemübung aktiviert und in Bewegung gesetzt. Weil aber ihre Kenntnis bei der Mehrzahl der heutigen körperlich-geistigen Disziplinen vorausgesetzt wird, wollten wir uns ihrer Erklärung nicht entziehen. Wir hoffen, daß die einfache Darlegung auf Seite 83 hinreicht, um auch dem Uneingeweihten die Lokalisierung und Einbeziehung ins tägliche Atem-Training zu erleichtern.

Man sollte nicht vergessen, daß auch die ganz einfachen Übungen überraschende Wirkungen haben und daß schon allein die erforderliche Konzentration auf die innere Mitte bei geschlossenen Augen spürbare Folgen auf unseren Tageslauf hat.

Es wird geraten, aus den Übungen immer eine oder zwei auszuwählen, sie drei- bis siebenmal zu wiederholen und dies für eine Woche lang beizubehalten. Alle Übungen sollten in Ruhe, Entspannung und mit möglichst verlängertem Atem praktiziert werden, gewissermaßen in Zeitlupe. Wenige Übungen am Morgen bei offenem Fenster verändern schon unser Bewußtsein. Wir gehen freudiger an die Arbeit. Rhythmisches Atmen wird uns unbewußt den ganzen Tag begleiten, ob wir nun Stubenhocker, Büromenschen, Sportler oder Handarbeiter sind.

Bei allen Übungen ist die jeweils günstigste Körperstellung angegeben. Ob im Sitzen, Stehen oder Liegen: das Wichtigste ist immer die gerade Wirbelsäule und das aufgerichtete Becken. Zusammengesackt, mit vorgebeugten Schultern, kommt nichts zustande. Bis auf wenige Ausnahmen können *alle* Übungen im Sitzen oder Liegen ausgeführt werden, so daß auch ein Bettlägeriger, der seine Genesung beschleunigen will, sich damit befassen kann.

Bei jeder Übung ist die hauptsächliche Wirkung angegeben. Doch sollten wir dabei nicht vergessen, daß das gesamte Spektrum der Atem-Exerzitien uns hilft, vitaler, positiver und gesünder zu werden.[4]

Die Übungen sollen mit geschlossenen Augen und meditativ nach innen gerichtet vollzogen werden. Eine freie Nase ist Voraussetzung für ein Gelingen. Eine schlecht funktionierende Nasenseite ist imstande, die ganze zugehörige Körperhälfte durch Unterversorgung mit Prana und Sauerstoff krank zu machen. Deshalb sollte man in einem solchen Fall mit der verengten oder auf irgendeine Weise behinderten Nasenseite häufiger üben. Nasen-Atmung ist wichtig, weil sie die Schleimhäute feucht hält, die eingeatmete Luft anwärmt und von Staub befreit.

Ein ruhiger, gut durchlüfteter Raum oder ein stiller Platz in der Natur sind von Vorteil, wenn wir Erfolg haben wollen. Später kann man die einfachen Übungen auch am Schreibtisch, im Flugzeug oder beim Spazierengehen machen.

Die Behauptung mancher Kritiker, daß die Übungen gefährlich seien, möchten wir aus bestem Wissen und Gewissen widerlegen. Uns ist in den langen Jahren kein einziger Mensch begegnet, der dadurch körperlich oder geistig krank geworden wäre. Daß gewisse Nervenzellen Alarm schlagen, wenn wir uns in übertriebener Weise mit Luft vollpumpen oder am laufenden Band Wirbelsäulen-Übungen machen, ist klar. Schwere Neurotiker und Psychopathen sind dabei besonders gefährdet, denn sie übertreiben alles. So betrachtet ist schließlich »jedes Heilmittel auch Gift«, wie der große Arzt Paracelsus sagt.

Wie schon im Vorwort erörtert, sollten alle Übungen in einer gelockerten Hingebung praktiziert werden. Das Ausatmen soll betont werden, das Einatmen kommt dann wie von selbst, indem wir die inneren Räume weiten. Mit dem Ausatmen dürfen wir immer verschwenderisch sein.

Die Vorstellungshilfen (»Wir stellen uns vor«), die jeder Übung beigegeben sind, unterstützen die Wirkung, indem sie uns eine Art Zauberwort anbieten, das in das Unbewußte sinkt und dort weiterwirkt. Wir begeben uns damit schon ein wenig in den Bereich der Magie. Intensives Einspüren in die angesprochenen Körperräume vollendet jede Atem-Übung zu einem kleinen Ritual.

*Das Teil wird zum Ganzen –*
*Schwaches erfährt Stärkung –*
*Leere erhält Inhalt –*
*Vergehendes wird neu.*

*Laotse*

# Die Atemübungen
## Teil A

*Am Anfang war reine Seele und reiner Raum.*
*Die Kraft aller Dinge ist Wahkan,*
*die Seele des Raumes, die kreative,*
*empfangende Kraft aller Dinge.*
*Aus Wahkan entstand eine Implosion,*
*eine Einatmung, dann eine Explosion,*
*eine Ausatmung.*
*Daraus entstand die Bewegung des Ganzen.*
*Diese Bewegung ist die aktive, konzeptive,*
*planende Energie.*

*Indianische Weisheit*
*Harley Swift Deer*

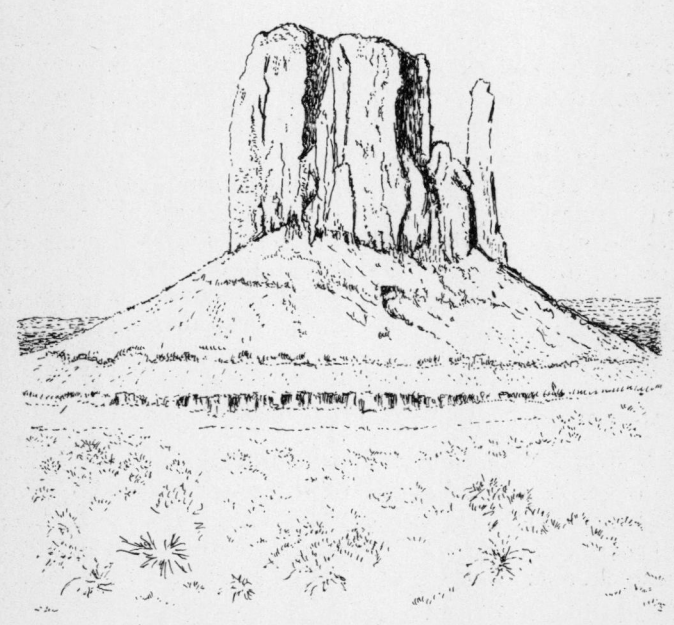

# I. Vorübungen

## Totale Entspannung

Diese Lockerungs-Übung sollte immer vorangehen, wenn wir uns zu Atemübungen bereit machen.

Wir liegen auf einer Matte und strecken und dehnen uns mit erhobenen Armen nach oben und nach unten. Wir »wachsen« über die Grenzen des Körpers »hinaus«.

Dann gehen wir an die eigentliche Entspannung. Die Arme liegen neben den Hüften, die Füße fallen etwas auseinander; wir schieben die Schulterblätter im Rücken näher zusammen, so daß wir die Handflächen nach oben drehen können. Das Kinn ist etwas zur Brust gezogen. Die Augen sind geschlossen, die Augäpfel zur Nasenwurzel gedreht, als ob wir in das Hirn hineinschauen wollten. Mit zunehmendem Schweregefühl in Armen und Beinen, im Kopf und im Rumpf lassen wir uns tiefer und tiefer sinken, wie in eine dicke Daunendecke.

Jetzt beobachten wir unseren Atem. Dort, wo in uns der Drang entsteht, einzuatmen, ist unsere Mitte. Wir greifen nicht ein in das natürliche Geschehen, wir schauen nur zu, sind Zeuge. Ganz von selbst wird der Atem langsam und ruhig, ohne irgendein Geräusch geht er ein und aus. Der Mund ist geschlossen. Wir erleben das Gefühl: »Es atmet in mir.«

In der totalen Entspannung haben wir die Distanz zu den wichtigen und unwichtigen Dingen des Alltags gewonnen, sehen alle Probleme kleiner und belangloser. Alles rückt weg von uns, wie Personen, die durch eine lange, von uns wegführende Allee entschwinden. Entspannung bedeutet innere Wachheit und höchste Konzentration. Wir dürfen sie nicht mit einem wohligen Dösen auf dem Diwan verwechseln!

## Richtiges Sitzen

*Die Haltung:* Die Beckenknochen sind aufgerichtet, die Wirbelsäule ist gerade, die Schultern sind entspannt. Man darf das Gefühl eines leichten Hohlkreuzes haben. Das Kinn wird etwas zur Brust hin gesenkt, so daß der Scheitelpunkt des Kopfes wie von einer unsichtbaren Kraft nach oben gezogen erscheint.

*Mit dem ersten*
*Atemzug unseres Daseins*
*tun wir auch den ersten Schritt*
*in die Außenwelt,*
*in die Kommunikation,*
*in die Freiheit,*
*alte Schulden abzutragen.*

Thorwald Dethlefsen

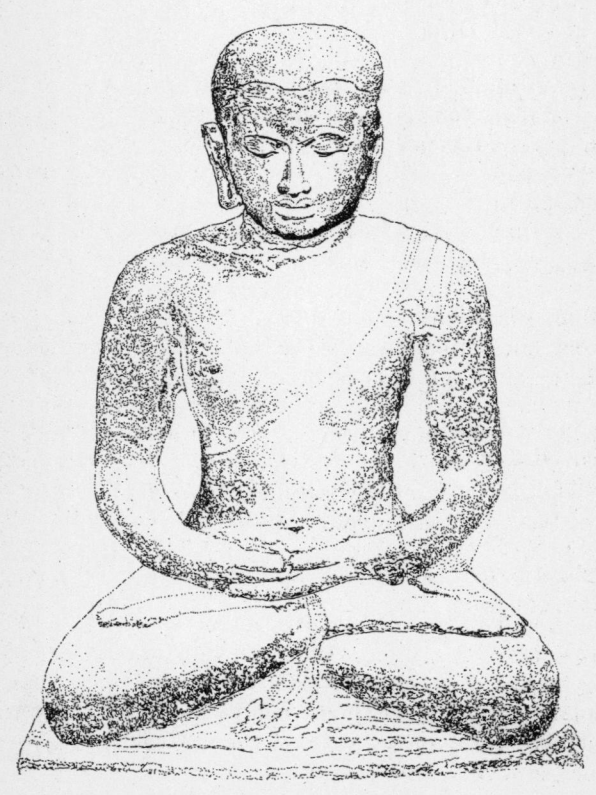

*Lotossitz mit gekreuzten Beinen:* Die Fußsohlen sind nach oben gerichtet, die Oberseite des einen Fußes ruht auf dem Unterschenkel des anderen.
Abwandlung: Nur eine Fußsohle ist nach oben gerichtet, der andere Fuß liegt in der Schenkelbeuge.

*Indonesischer Sitz:* Die Beine sind nicht gekreuzt, sondern liegen angezogen voreinander am Boden.
Beim Lotossitz und beim indonesischen Sitz wird ein festes Sitzkissen oder eine gefaltete Decke unter das Gesäß geschoben, damit die Knie gut am Boden liegen und eine feste Basis bilden können.

*Diamantsitz oder japanischer Sitz:* Man sitzt kniend auf den Unterschenkeln, eventuell mit einem kleinen Kissen zwischen Rist und Boden oder zwischen Gesäß und Fersen.
Variation: Solange man in den Knien noch sehr steif ist, kann man eine Decke fest zusammenrollen und rittlings auf dieser Rolle sitzen. Der Rücken kann hier gerade bleiben, ohne die Sehnen schmerzhaft zu dehnen.

*Sitzen auf einem kleinen Bänkchen:* Die Unterschenkel werden unter das Bänkchen geschoben, der Rücken ist ohne viel Mühe gerade zu halten.

*Sitzen auf einem Stuhl:* Beine und Oberschenkel bilden einen rechten Winkel, die Knie dürfen nicht zu hoch stehen. Die Füße sind mit der Sohle auf dem Boden oder auf einer zusammengefalteten Decke. Wenn der Stuhlsitz nach hinten abfällt, sollte man unter das Steißbein eine Stütze (ein Buch oder ein Kissen) legen. Die Oberschenkel sollen mit dem Sitz Berührung haben, der Rücken aber nicht mit der Lehne.

*Beachten wir:* Die ersten beiden Sitzhaltungen sind für den westlichen Menschen schwierig, doch lohnt es sich, sie zu üben. In dieser Haltung ist unser Fundament fest verankert, die Wirbelsäule und das Becken können leicht aufrecht gehalten werden und die Energie fließt ungehindert.

*Dreifach ist des Lebens Rhythmus:*
*nehmend,*
*gebend,*
*selbstvergessen.*

*Einatmend nehm' ich die Welt in mir auf,*
*Ausatmend gebe der Welt ich mich hin,*
*Leergeworden leb' ich mich selbst –*
*lebe*
*entselbstet*
*und öffne mich neu.*

*Einatmend nehm' ich die Welt in mir auf,*
*Ausatmend gebe der Welt ich mich hin;*
*Entleert erleb' ich die Fülle,*
*Entformt erfüll' ich die Form.*

*Lama Govinda,*
*Schöpferische Meditation*

# 1 Geteilte und volle Atmung *im Liegen* *zum Erspüren der einzelnen Lungenräume*

*Merken wir uns:* immer erst ganz ausatmen (»Geben ist seliger denn nehmen«)

## a) Die Bauch-Atmung

Diese Atmung soll unsere Basis stärken, die sonst gerne vernachlässigt wird.
Wir legen beide Hände auf den Bauch und füllen langsam und bewußt den unteren Teil der Lunge. Der Bauch wölbt sich nach oben. Eingeatmet wird die Luft etwas angehalten, dann atmen wir langsam wieder aus und lassen den Bauch einsinken.
Bei allen Übungen immer versuchen, den Atem soweit wie möglich zu verlängern!
Beim Ausatmen lenken wir bewußt Kraft in alle Bauchorgane und die Füße und beruhigen den Kreislauf. Der unterste Teil des Lungengewebes ist der kräftigste.

Übung fünf- bis siebenmal ausführen.

## b) Die Brust-Atmung

Beide Hände werden mit dem Daumen nach hinten an die Rippen gelegt. Wir atmen ein, füllen bewußt den mittleren Teil der Lunge und ziehen die Rippen weit auseinander. So werden wir auch im Rücken weiter, so »rund wie ein Faß«. Wir machen eine kleine Pause, bleiben eingeatmet, dann lenken wir beim Ausatmen bewußt Kraft in Herz und Lunge.

Übung fünf- bis siebenmal ausführen.

## c) Die Lungenspitzen-Atmung

Wir legen die drei mittleren Finger der beiden Hände auf den Brustkorb unterhalb des Schlüsselbeins, wo wir eine kleine Einbuchtung erspüren. Dort sind die Lungenspitzen, die heute oft sehr vernachlässigt werden (schlechte Haltung mit eingefallener Brust), obwohl sie für die Tätigkeit des Gehirns sehr nützlich sind. Jetzt möglichst ohne allzu große Beteiligung von Bauch und Brust langsam die Lungenspitzen füllen – den Fingerspitzen entgegen, ohne zu forcieren, nur soweit es angenehm ist. Beim Ausatmen stellen wir uns Schilddrüse und Hirn vor, lenken Kraft hinein und sind hellwach.

Übung fünf- bis siebenmal ausführen.

### d) Normale Vollatmung

Wir vereinen die drei Atemphasen zu einer einzigen Ein- und Ausatmung.

Wir fangen mit dem Bauch an, gehen dann über zu den Rippen und füllen am Schluß die Lungenspitzen. Dies alles geschieht also von unten nach oben. Wir atmen langsam, gemächlich, wie in Zeitlupe und halten eingeatmet an.

Für den Anfang empfiehlt sich folgender Rhythmus:
einatmen auf fünf Zeiten, die in etwa dem Herzschlag entsprechen
anhalten auf drei Zeiten
ausatmen auf fünf Zeiten
anhalten auf drei Zeiten.

Bitte aber nicht zu schulmeisterlich vorgehen, denn es wird bald ohne Zählen, ganz gefühlsmäßig funktionieren!

Bei dieser Übung können wir die aufgenommene Kraft vom Scheitel bis zur Sohle bewußt in den ganzen Körper lenken.

Übung fünf- bis siebenmal ausführen.

*Wirkung:* Steigerung der Vitalität.

*Wir stellen uns vor:* »Ich sammle Kraft mit jedem Atemzug.« »Es geht mir besser und besser von Moment zu Moment.«

## 2 Fächel-Atmung *im Sitzen* *zur Ertüchtigung der Nase*

Daumen und Zeigefinger zum Zuhalten der jeweiligen Nasenseite bereithalten. Jetzt ganz schnell und oberflächlich mit beiden Nasenseiten ein- und abwechselnd rechts oder links ausatmen.

Übung eine halbe Minute lang ausführen.

*Wirkung:* Aktivierung der Nervenzellen im oberen Drittel der Nase, die vor allem für die Prana-Aufnahme zuständig sind. Lüftung und Reinigung der Nase.

*Wir stellen uns vor:* »Lebendig und wach im Hirn«.

## 3 »Blasebalg«-Atmung *im Sitzen* *für Bauch und Brust*

a) Hände auf den Bauch legen.
Jetzt sehr kräftig und hörbar durch die Nase mit reiner Bauchatmung (Übung 1 a) ein- und ausatmen, als ob wir ein Kaminfeuer mit dem Blasebalg anfachen wollten.

b) Dasselbe mit dem reinen Brust-Atem (Übung 1 b).

Übungen dreißig bis sechzig Sekunden ausführen.

*Wirkung:* Aktivierend, Anregung der Verdauungsorgane, Wärme, gegen Müdigkeit.

*Wir stellen uns vor:* »Kraft und Urvertrauen«.

*Man bleibt dabei, den Hara zu festigen,*
*lange ausatmend.*
*Als wenn man eine Pumpe ausleerte,*
*so drücke man seinen Atem*
*in den Unterbauch.*
*Die meisten Menschen haben dieses*
*Kräfteansammeln im Unterbauch*
*noch nicht heraus.*
*Und auch den Mund müßten sie fest*
*zuhalten.*

*Zen-Meister Okuda*

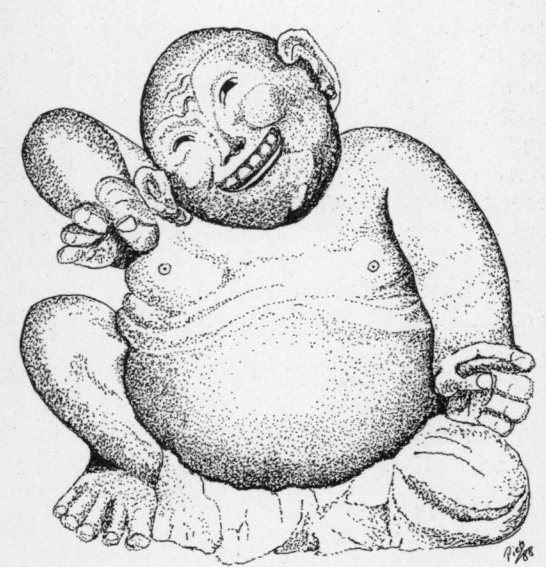

# 4 Hara-Atmung
*im Sitzen*

Diese Atmung kommt aus dem japanischen Übungsbereich und bezieht sich auf den Bauch als Hauptträger des Kraftpunktes KI, der ungefähr drei Zentimeter unterhalb des Nabels zu suchen ist. Hara heißt im Japanischen Bauch. Er wird durch diese Übung gekräftigt, dies ist für das mit dieser Übung verbundene befreiende »Sich-hinunterlassen in den Urgrund unseres Seins« sehr wichtig. Nach östlicher Vorstellung ist ein Mensch ohne Hara ein haltloser Mensch.

Wir legen die Hände auf den Bauch und atmen langsam ein, bis wir angenehm gefüllt sind. Wir machen eine kleine Pause, dann atmen wir mit Hilfe eines langgezogenen fffff aus halboffenem Mund aus. Den Bauch sollten wir dabei hängen lassen. Er geht erst ganz zum Schluß des Ausatmens wieder in die Ausgangsposition. Wir haben beim Ausatmen die Vorstellung einer Bleikugel, die innerlich auf den Beckengrund sinkt. Auch die Empfindung des Befreitseins von einer schweren Last ist hilfreich.

Bitte keine ästhetischen Bedenken, wenn wir uns für kurze Zeit mit der bauchbetonten Figur einer Buddha-Statue identifizieren. Bauchbewußtsein entlastet den strapazierten Kopf des westlichen Menschen.

*Wirkung:* Befreiung von Angst, gegen Krämpfe im Unterleib, in Magen und Galle, gegen Menstruationsbeschwerden.

*Wir stellen uns vor:* »Standhaft und unangreifbar wie ein Fels.«

*Die Lunge ist für uns
von größter Wichtigkeit.
Wenn wir all die feinen
Lungenbläschen aufschneiden
und nebeneinander ausbreiten
würden, ergäbe die Fläche
die Größe
eines mittleren Flugplatzes!*

# 5 Gähn-Atmung
## im Sitzen

Der Mund ist weit geöffnet. Wir rufen mit Hilfe des Vokals a einen echten Gähnvorgang hervor und strecken uns dabei wie die Katze nach dem Aufwachen aus dem Schlaf. Da Gähnen ansteckt, ist es in der Gruppe leichter, den Gähn-Atem zu vollziehen. Mit offenem Mund ausatmen.

Übung fünfmal ausführen.

*Wirkung:* Vertiefung der Atmung, Lockerung, Lösung von Verkrampfungen und Ängsten, Erweiterung der Bronchien.

*Wir stellen uns vor:* »Wach und gesund.«

# 6 »Suppe blasen«
*im Sitzen*

Wir spitzen die Lippen wie zum Pfeifen, atmen durch die Nase ein und durch die gespitzten Lippen wieder aus, wobei wir uns vorstellen, daß wir einen Löffel heißer Suppe kühlen wollen. Wir halten dabei die rechte Handfläche zur Kontrolle vor den Mund.

*Wirkung:* Erweckend auf das Energiezentrum zwischen den Augenbrauen, steigert Gedächtnis und geistige Klarheit.

*Wir stellen uns vor:* »Ich bin hellwach und klar im Kopf.«

# 7 »Kerze blasen«
*im Sitzen*

Wir setzen uns vor eine brennende Kerze und blasen mit gespitzten Lippen auf die Flamme, aber nur so stark, daß diese sich beugt. Sie darf nicht ausgehen. Mit der Zeit vergrößern wir den Abstand zur Kerze immer mehr. Wir müssen dann stärker und gezielter blasen, dadurch wird die Wirkung erhöht.

Übung siebenmal ausführen.

*Wirkung:* Wie bei Übung 6 »Suppe blasen«.

*Wir stellen uns vor:* »Gezielt und konzentriert arbeite ich besser und besser.«

# 8 »Löwen-Übung«
*im Liegen oder im Fersensitz*

In der Stellung der Halbkerze (siehe Abbildung) strecken wir die Zunge so weit wie möglich heraus und atmen sanft durch die Nase ein und aus. Dann ziehen wir die Zunge zurück, pressen ihre Unterseite fest an den Gaumen, während wir weiter durch die Nase atmen. Die Zunge wieder herausstrecken und den Vorgang etwa fünfmal wiederholen. In der Halbkerze wird der Rachen am besten durchblutet, so daß die Wirkung erhöht wird.

*Wirkung:* Gegen beginnende Erkältung, bei Erkrankungen der Luftwege.

*Wir stellen uns vor:* »Es geht mir besser und besser von Moment zu Moment.« »Widerstandskraft«.

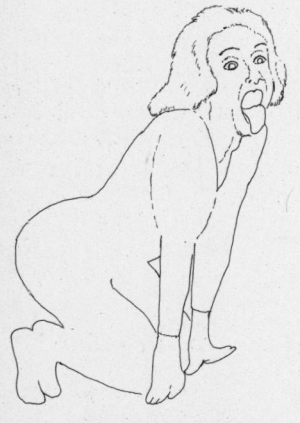
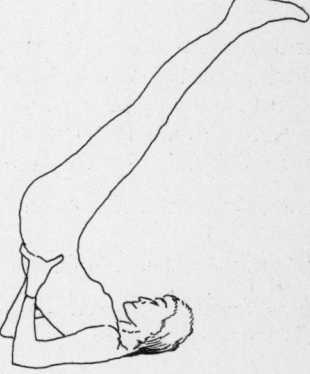

*Übung im Fersensitz*          *Stellung der Halbkerze*

*Das ist*
*der höchste Weg,*
*den jener geht,*
*der seiner Sinne Tore*
*fest verschließt,*
*sein Herz beherrscht*
*und durch den Geistes-Atem*
*der wechselnden Gedanken*
*Meister wird.*

*Bhagavad Gita*

# 9 Flanken-Atmung
## im Stehen oder Liegen

Wir legen die linke Hand auf die rechte Rippenseite, dann heben wir einatmend den linken Arm mit gestrecktem Zeigefinger über den Kopf. Wir dehnen die rechte Seite, so gut wir können, und spüren uns in den rechten Lungenflügel ein. Wir atmen wieder aus und lassen den Arm fallen. Dann dehnen wir die linke Seite. Dabei gilt es, sich in das Herz und die linke Lungenhälfte hineinzuspüren. Wir atmen wieder aus.

Übung je dreimal ausführen.

*Wirkung:* Bewußtmachen der beiden Lungenlappen, Erweiterung, Freiwerden von Blockierung. Gegen Haltungsschäden und Skoliose.

*Wir stellen uns vor:* »Herz und Lunge arbeiten gesund und normal.«

# 10 Rücken-Atmung *auf allen vieren* »*Katzenbuckel*«

Wir knien auf allen vieren und machen während des Einatmens einen gewölbten Rücken, wie eine Katze, die sich hochreckt. Wir füllen dabei vor allem den rückwärtigen Teil der Lunge gut mit frischer Luft. Wir halten die Luft etwas an, ziehen mit der Ausatmung das Rückgrat bodenwärts ein und heben den Kopf.

Übung siebenmal ausführen.

*Wirkung:* Durchlüftung der ganzen Lunge, Gesundheit ins Rippenfell.

*Wir stellen uns vor:* »Ich habe Rückgrat.«

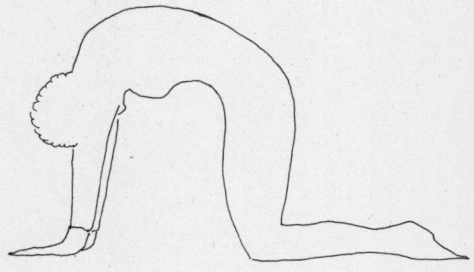

*Seit die Hebamme den Nabelstrang
durchschnitten hat,
wurde die Lunge zur Plazenta,
welche den Menschen an die
kosmische Mutter bindet.*

*C. L. Schleich,
Besonnte Vergangenheit*

*Du sollst den Atem empfangen,
wie einen lieben Freund!*

*Beim Atmen ist die Pause wichtig.
In der Pause geschieht das Rechte.*

*Robert Walser*

# 11 »Schnupper-Atmung« – Aroma-Therapie
*im Sitzen*

Wir halten eine Nasenseite mit dem Zeigefinger zu, mit der anderen atmen wir schnuppernd und nicht zu schnell ein. Wir stellen uns dabei intensiv einen Duft vor, der eine bestimmte Wirkung haben soll, z. B. frischgemahlenen Kaffee (wach machend), Pfefferminze, Zitrone (erfrischend), Lavendel, Salbei (beruhigend).

Dann wird wieder schnuppernd und stoßweise durch die gleiche Nasenseite ausgeatmet. Wir blähen die Nüstern etwas, um den Duft noch zu intensivieren.

Wir können auch einen Schritt weitergehen und die Aroma-Therapie praktisch anwenden, indem wir einen Tropfen aromatischen Öls (oder eine Spur gemahlenen Kaffees) auf eine Hand geben und nun den Duft genüßlich schnuppernd hoch in die Nase einziehen. Diese Öle können, wie wir wissen, heilend wirken, besser, als es ein Aufguß der gleichen Pflanze vermag. Denn das Aroma wirkt durch das Schnuppern bis hinauf in das Hirn, von dem aus unsere Körperfunktionen gesteuert werden.

Atempause zwischen Ein- und Ausatem und Aus- und Einatem beachten!

Übung dreimal je Seite ausführen.

*Wirkung:* Wie oben beschrieben.

*Wir stellen uns vor:* »Ich bin wach und lebendig.« »Ich bin ruhig und entspannt.« »Ich bin meiner Aufgabe gewachsen.«

*Du aber, wenn du in deiner stillen Zelle*
*sitzest – und deinen Geist sammeln willst,*
*ziehe diesen durch die Nase ein,*
*treibe ihn dann ins Herz hinunter.*
*Wenn er da eintritt, wird alles,*
*was nachher kommt, voll Freude*
*und Jubel sein, wie bei einem Mann,*
*der lange von zu Hause fort war*
*und nicht weiß, was er vor Freude*
*anfangen soll, weil er wieder*
*bei seiner Familie ist . . .*

*Aus der Centurie der Athosmönche*
*Kallistus und Ignatius, 14. Jh.*

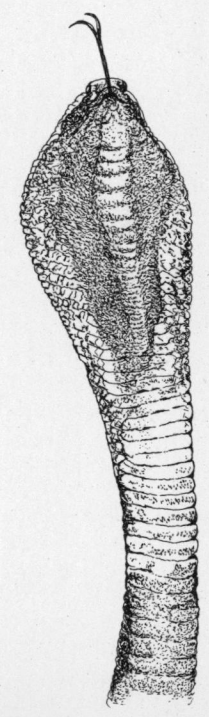

## 12 Kreislauf-Atmung »zischende Schlange« im Sitzen

Wir sitzen gerade und lassen uns mit Atem füllen, indem wir die Brust weiten, halten einen Augenblick an und atmen dann sehr langgezogen und zischend auf sssss aus. Dieser eingeschaltete Widerstand ruft verborgene Kräfte auf den Plan.

Übung drei- bis fünfmal ausführen.

*Wirkung:* Anregung des Kreislaufs, blutdrucksteigernd, gegen Unlust und Müdigkeit.

*Wir stellen uns vor:* »Meine Widerstandskraft wächst mit jedem Tag.«

## 13 Kühlungs-Atmung – Aroma-Therapie

Wir strecken die seitlich eingerollte Zunge weit heraus und atmen schlürfend durch die Rolle, die die Zunge dann bildet, sanft und genießerisch ein, halten etwas an und atmen normal durch die Nase wieder aus. Wir stellen uns gleichzeitig einen erfrischenden Geschmack (z. B. von Zitrone, Orange oder Pfefferminze) vor, können aber auch verstärkend einen Tropfen dieser Stoffe auf die Zunge nehmen. Die direkte Verwendung von Essenzen erleichtert zunächst die Übung. Mit zunehmender Schulung können wir diese Stoffe allerdings entbehren.

Übung drei- bis fünfmal ausführen.

*Wirkung:* Kühle und Frische bei großer Hitze, gegen Aufregung, Zorn und Ärger.

*Wir stellen uns vor:* »Ich bin kühl und auf Distanz.«

*Im meditativen Tun wird die Ausatmung
betont, denn sie wirkt loslösend. Je
besser es gelingt, desto immuner wird man
äußeren Eindrücken gegenüber. Diese werden
am Ende kaum noch an- und aufgenommen.
Am Schluß ist man nur noch Atmung;
man wird geatmet.*

*Herrigel, Der Zen-Weg*


*Der Atem ist die Tür zum Tao.*

*Chinesische Weisheit*

## 14 Ausatmen auf fft – die »Lokomotive« *im Sitzen*

*Vorbemerkung:* Es ist wesentlich für all unsere Übungen, daß wir lernen, den Atem »bis zum letzten Tropfen« wieder herzugeben. Deshalb folgen hier drei Übungen für völliges Ausatmen.

Wir sitzen gerade und lassen wie gewohnt den Atem langsam einströmen. Wenn die Lunge gut gefüllt ist, formen wir mit den Lippen ein fft – fft – fft und lassen damit den Atem durch die verengte Mundöffnung entweichen, wie durch ein halboffenes Ventil, bis nichts mehr in der Lunge ist.
Dabei lassen wir uns ganz in den Beckengrund hinunter (siehe Übung 4, die Hara-Atmung).

Übung siebenmal ausführen.

*Wirkung:* Vertiefung des Einatems, Vergrößerung des Atem-Volumens, gegen Asthma und Magersucht.

*Wir stellen uns vor:* »Leergeworden leb' ich mich selbst.«

*Dreißig Speichen treffen die Nabe,*
*die Leere dazwischen macht das Rad.*
*Lehm formt der Töpfer zu Gefäßen,*
*die Leere darinnen macht das Gefäß.*
*Fenster und Türen bricht man in Mauern,*
*die Leere damitten macht die Behausung.*
*Das Sichtbare bildet die Form eines Werkes.*
*Das Nicht-Sichtbare macht seinen Wert aus.*

*Laotse*

# 15 Ausatmen im Liegen

a) Wir liegen flach auf dem Boden, das Kinn in Richtung Brust. Mit dem Einatem bringen wir die Arme über den Kopf bis zum Boden. Wir machen eine kleine Pause. Mit dem Ausatem heben wir den Oberkörper langsam und bedächtig, beugen den Rumpf nach vorne, ergreifen die Fußgelenke und bringen die Stirn nahe zu den Knien. Wir machen wieder eine kleine Pause, in der wir die Luft »bis zum letzten Tropfen« hergeben. Dann füllen wir die Lunge erneut, während wir den Oberkörper heben und langsam in die Rückenlage zurücksinken lassen. Wir atmen aus. Die Hände sind wieder neben den Hüften.

Übung dreimal ausführen.

b) Wir liegen flach auf dem Boden, geben die Hände mit den Daumen nach hinten an die Rippen und atmen tief ein. Wir machen eine kleine Pause. Dann heben wir den Kopf und drücken mit dem Ausatem die Rippen fest zusammen, als ob wir einen Schwamm ausdrücken wollten. Wir machen wieder eine kleine Pause.
Wir atmen erneut ein und senken den Kopf zum Boden zurück.

Übung dreimal ausführen.

*Wirkung:* Vertiefung des Atemgeschehens, Aktivierung des Zwerchfells, der Bauchorgane. Gegen Asthma und Bronchitis.

*Wir stellen uns vor:* »Leere ist der Schoß aller Dinge.«

# 16 Starke Zwerchfelleinziehung im Stehen

Im Stehen neigen wir uns etwas nach vorne und stützen uns mit den Händen auf die leicht gebeugten Knie. Wir atmen vollständig bis »auf den letzten Tropfen« aus und ziehen dann mit leerer Lunge ruckartig das Zwerchfell unter die Rippen hinauf, so daß unterhalb der Rippen eine tiefe, konkave Einbuchtung entsteht. Wir halten aus, solange wir können (zehn bis zwanzig Sekunden), dann lassen wir den Atem befreit wieder zurückfließen und richten uns auf.

Übung zwei- bis dreimal ausführen.

*Wirkung:* Starke Durchblutung der mittleren Bauchorgane, Verbesserung der Assimilierungsvorgänge (Leber, Galle, Magen, Pankreas), gegen Zuckerkrankheit, gegen Verdauungsschwäche.

*Wir stellen uns vor:* »Gesundheit und Ordnung in alle meine Zellen.«

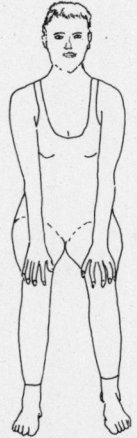

*Starke Zwerchfelleinziehung im Stehen*

*Das Nicht-Haben, das Ausgeleertsein
kehrt die Natur um;
ein luftleerer Raum macht Wasser
bergauf steigen.*

*Je mehr der Mensch sich entfernt
von aller äußeren Geschäftigkeit,
um so mehr eilt Gott ihm zu.*

*Meister Eckhart*

# 17 Starke Zwerchfelleinziehung im Liegen

Diese Stellung ist schwieriger, aber noch wirksamer als die Übung 16, die Zwerchfelleinziehung im Stehen.

In Rückenlage atmen wir total aus, ziehen mit leerer Lunge, wie in Übung 16, ruckartig das Zwerchfell unter die Rippen, so daß eine tiefe, konkave Einbuchtung unterhalb der Rippen entsteht.

Jetzt strecken wir die Arme, führen sie über den Kopf zum Boden und dehnen uns dazu, so gut es geht.

Wir halten diese Stellung so lange wie möglich, ein bißchen Anstrengung darf schon sein, und lassen dann den Atem wieder herein. Die Arme kehren gleichzeitig neben den Körper zurück.

Übung ein- bis zweimal ausführen.

*Wirkung:* Starke Durchblutung der mittleren Bauchorgane, Zellregeneration, gegen Diabetes und Leberunterfunktion.

*Wir stellen uns vor:* »Stärke und Gesundheit fließt in alle Zellen.«

Im Atemholen sind zweierlei Gnaden:
die Luft einziehn, sich ihrer entladen.
Jenes bedrängt, dieses erfrischt,
so wunderbar ist das Leben gemischt.
Du danke Gott, wenn er dich preßt,
und dank' ihm, wenn er dich wieder entläßt.

*J. W. v. Goethe*

Alles ist im göttlichen
Atem enthalten,
wie der Tag
im Dunst des
frühen Morgens.

*Muhyiddin Ibn al Arabi*

# 18 Atem-Anhalteübung I
*im Sitzen*

Wir lassen sanft den Einatem kommen, bis er die Lunge ganz füllt. Dann schließen wir den Kehldeckel, indem wir das Kinn auf die Brust senken und halten den Atem, solange wir können. Dabei darf man sich ruhig ein wenig überwinden. 20–30 Sekunden sind für den Anfang eine optimale Zeit. Später kann die Anhaltezeit bis zu einer Minute oder zwei ausgedehnt werden.

Das Zwerchfell kann man während des Anhaltens ein wenig lockernd hinunterlassen, die Wirbelsäule muß allerdings unbedingt gerade bleiben.

Beim befreienden Ausatem können wir uns vorstellen, daß ein Pranastrom vom Bereich zwischen Bauchnabel und Brustbein sich heilend und wärmend durch den ganzen Körper ergießt.

Übung mit Pausen dreimal ausführen.

*Wirkung:* Stärkung von Lunge, Leber, Sauerstoffanreicherung, Abbau von Zucker (gegen Diabetes), Reinigung von Abfallstoffen im Körper, Zellerneuerung.

*Wir stellen uns vor:* »Ganz im Hier und Jetzt.« »Stark und unangreifbar.«

*Macht den Atem lang!*
*In alter Zeit ging ein Ritter*
*über die Ryohgoku-Brücke*
*in einem Atemzug.*
*Ich sah tauchende Fischerfrauen,*
*die beim Tauchen den Atem*
*für viele Minuten anhalten konnten.*
*Und es gibt die Geschichte*
*von einem Schiffbrüchigen,*
*der unter Wasser war, bis er nach Tagen*
*in einem Netz hochgebracht wurde.*
*Dann erst schöpfte er wieder Atem. –*
*Langer Atem macht stark!*

*Zen-Meister Okuda*

# 19 Atem-Anhalteübung II
*in Rückenlage mit angezogenen Beinen*

Wir atmen ein und halten an, indem wir das Kinn zur Brust senken und das Zwerchfell lockern. Die Zunge liegt am vorderen Gaumen. Dann ballen wir beide Hände zur Faust und drücken während der Atem-Anhaltung seitlich unterhalb der Nabelzone fünf- bis siebenmal mit den Fäusten auf den Unterbauch. Dann atmen wir langsam aus. Jetzt den Bauch mit der Hand kreisend sieben- bis vierzehnmal massieren. Zuletzt die Knie umarmen und entspannen.

Übung dreimal ausführen.

*Wirkung:* Gegen Müdigkeit, für ein starkes Wärmegefühl durch die vermehrte Sauerstoff-Ausnutzung in den Lungenalveolen und den Zellen, entspannt die Nervenbahnen im Kopf.

*Wir stellen uns vor:* »Ich bin voller Kraft.« »Es geht mir besser und besser.«

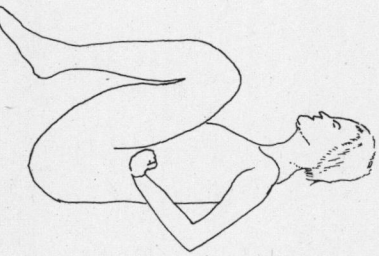

*Atem-Anhalteübung in Rückenlage*

*Wenn der Atem ganz draußen ist*
*und von selbst anhält –*
*oder ganz drinnen ist*
*und anhält –*
*in solch einer universellen*
*Pause*
*verschwindet*
*das kleine Selbst.*

*Sochandra Tantra*


*So du zerstreut*
*bist, lerne auf*
*den Atem achten.*

*Buddha*

# 20 Die Atemschaukel I
*im Sitzen*

Wir atmen ein, halten den Atem an, geben das Kinn auf die Brust, Zwerchfell lockern. Zur Unterstützung legen wir die Hände auf den Bauch. Mit angehaltenem Atem gehen wir nun abwechselnd mit Brust oder Bauch heraus und hinein, solange wir können. Dann atmen wir befreit aus. Dabei stellen wir uns eine soeben geöffnete Schleuse vor, die das Wasser mit Macht einströmen läßt, und spüren, wie stark und tief die Einatmung wieder in Gang kommt.

Übung zwei- bis dreimal ausführen.

*Wirkung:* Gegen Lampenfieber und Examensangst.

*Wir stellen uns vor:* »Ich bin allem gewachsen.« »Stark und unbesiegbar.«

# 21 Die Atemschaukel II

Dasselbe wie in Übung I können wir mit leerer Lunge machen, doch wird die Dauer nicht ganz so lange sein.

Wir atmen kräftig »bis zum letzten Tropfen« aus, halten den Atem bei leerer Lunge an, verschließen den Kehlkopf, damit nichts hinein kann, und geben das Kinn auf die Brust.

Wir »schaukeln«, wie schon gezeigt. Jetzt zuerst befreit den Einatem kommen lassen und ihn wieder normalisieren.

Übung zwei- bis dreimal ausführen.

*Wirkung:* Wie oben, nur etwas intensiver. Wachheit!

*Wir stellen uns vor:* »Entleert erleb' ich die Fülle.«

## 22 Lungenstimulierung mit Atemanhalten
*im Stehen*

Wir stehen gerade, die Füße stehen im Sitzhöckerabstand auseinander. In unserer Vorstellung lassen wir die Füße in den Boden »hineinwachsen«.

Dann wird eingeatmet und währenddessen die gesamte Brustpartie bis in den Rücken hinein mit den Fingerspitzen beklopft. Als nächstes halten wir den Atem an, indem wir das Kinn ein bißchen zur Brust neigen. Während der Atemanhaltung beklatschen wir mit der flachen Hand den ganzen Brustkorb wie einen prall gefüllten Sack. Wir atmen befreit aus und lassen uns entspannt und ganz locker nach vorne hängen.

Übung zwei- bis dreimal ausführen, jede Phase einige Sekunden lang.

*Wirkung:* Belebung und Kräftigung der Lungentätigkeit, Durchblutung des Brustkorbs, Stärkung der Zellmembranen.

*Wir stellen uns vor:* »Stark, voller Unternehmungslust.«

*Stell dir jetzt vor,*
*Du seiest ein Adler*
*auf jenem Felsen.*
*Atme die Luft!*
*Atme, wie du zuvor noch nie*
*geatmet hast,*
*laß den Wind dich atmen!*

*Fühle, wie der Wind*
*durch deinen Körper weht,*
*durch alle Muskeln*
*und Fasern,*
*durch die Adern,*
*zwischen den Atomen hindurch . . .*

Reshad Feild

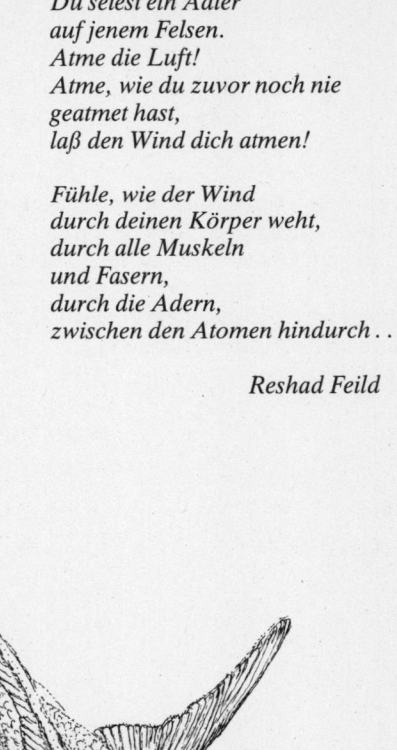

# 23 Expansions-Atmung »flügge werdender Vogel« *im Stehen oder Gehen*

In unserer Vorstellung stehen wir auf einem Bergrücken, vom Wind durchweht.

Wir atmen erst auf eine, dann auf zwei, dann auf drei, schließlich auf vier Zeiten ein und aus und heben in jeder Phase die Arme mit der Verlängerung des Atems etwas höher, bis sie ganz hoch ausgebreitet sind, so als wollten wir die ganze Welt umarmen. Die Phase auf vier Zeiten wiederholen wir einmal, damit das Gefühl des »Fliegenkönnens« intensiviert wird. Dann gehen wir denselben Weg wieder zurück, der Einatem wird immer kürzer bis zur Phase Null. *Im Gehen* atmen wir auf jeden dritten Schritt ein und dann auf den darauffolgenden dritten Schritt wieder aus.

*Wirkung:* Stärkung des Selbstvertrauens, Gefühl der Freude und des Wohlbefindens, gegen Schüchternheit und Lampenfieber.

*Wir stellen uns vor:* »Ich kann, ich kann.« »Ich bin frei, ich bin frei.«

## 24 Leichte Reinigungsatmung
*im Liegen*

Im Liegen ziehen wir die Knie an den Leib und umarmen sie. Beim Einatmen lassen wir die Knie locker, beim Ausatmen pressen wir sie fest an den Leib, als ob wir einen Schwamm ausdrücken wollten. Mehrmals wiederholen.

*Wirkung:* Aktivierung der Lymphtätigkeit und damit entgiftend, Belebung und Vertiefung der Einatmung, gegen Asthma und Magersucht, chronische Bronchitis, Verbesserung der Orthostatik des Rückgrats.

*Wir stellen uns vor:* »Frisch und rein.«

*. . . erlaubt dem Engel der Luft,*
*euren ganzen Körper*
*zu umarmen.*
*Dann atmet lang und tief.*
*Wahrlich, ich sage euch,*
*der Engel der Luft*
*wird alle Unreinheiten*
*aus eurem Körper*
*ausscheiden . . .*

*Alles muß durch die Luft*
*wiedergeboren werden.*

*Friedensevangelium der Essener*

# 25 HA-Atmung
*im Liegen und im Stehen*

In Rückenlage strecken wir die Arme über den Kopf und atmen zugleich tief ein, füllen alle Lungenräume bis in den letzten Winkel, ohne zu übertreiben. Dann, mit einem befreienden, tonlosen HA aus offenem Mund, stoßen wir die Luft kräftig aus, helfen noch ein wenig nach, indem wir das Zwerchfell ein paar Mal hochdrücken. Gleichzeitig mit dem Ausatem ziehen wir die Knie an den Leib und umschlingen sie mit beiden Armen. Wir machen eine kleine Pause und atmen bis zur Wiederholung mit dem Bauch tief hinunter in die Lendenwirbel, die wir an den Boden drücken. Das ist gleichzeitig eine wunderbare Entspannungshaltung. Wir strecken die Beine und wiederholen.

Übung dreimal ausführen.

*Wirkung:* Durchlüftung und Reinigung der Lungenlappen, Stärkung der Herztätigkeit.

*Wir stellen uns vor:* »Frisch und gesund.«

*Dasselbe im Stehen*

Mit tiefem Einatem strecken wir beide Arme über den Kopf. Dann beugen wir uns ausatmend mit tonlosem HA über die gestreckten Knie zur Erde. Handflächen oder Fingerspitzen berühren nach Möglichkeit den Boden. Zur vollständigen Entlüftung drücken wir das Zwerchfell wieder hoch. Einatmend richten wir uns auf. Wir nehmen die Arme über den Kopf und wiederholen.

Übung dreimal ausführen.

*Wirkung:* Reinigung von Toxinen und Umweltgiften, siehe oben.

*Wir stellen uns vor:* »Frisch und gesund.« »Neugeboren.«

*. . . Atem fürwahr*
*ist noch wichtiger*
*als Hoffnung;*
*denn wie die*
*Speichen eines Rades*
*eingefügt sind*
*in die Nabe,*
*so ist in den*
*lebendigen Atem*
*alles eingefügt.*
*Das Leben*
*geht vonstatten*
*durch den Atem;*
*der Atem*
*gibt das Leben,*
*gibt es, um zu leben.*

*Upanishaden*

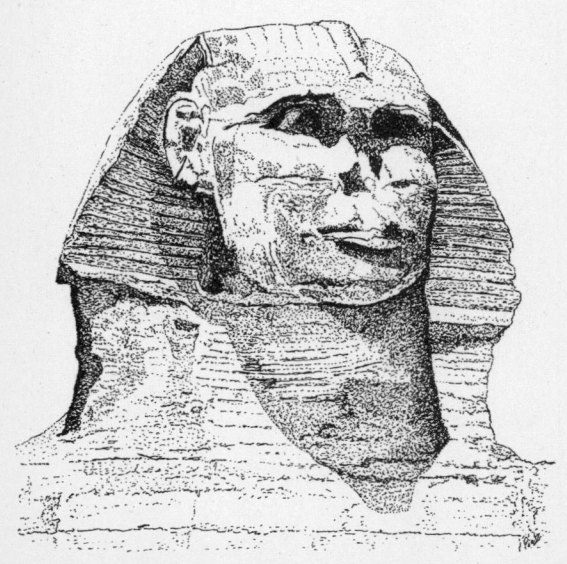

# 26 Die »Sphinx«
## im Sitzen

Wir sitzen mit ausgestreckten Beinen auf dem Boden, geben das rechte Bein mit angezogenem Knie über das linke (der Fuß befindet sich parallel zum linken Oberschenkel) und drehen jetzt, soweit es geht, die Wirbelsäule und den Kopf nach hinten. Der rechte Arm umfaßt dabei das rechte Knie oder greift für eine stärkere Wirkung hinter dem rechten Knie auf das linke. Man bleibt einige Zeit in dieser Haltung und atmet kräftig mit dem Bauch. Wir lassen uns Zeit! Durch das intensive Pressen im Unterleib aktiviert sich die Tätigkeit der Lymphdrüsen, der Organismus wird entgiftet. Die Wirbelsäule bleibt gerade. Dann dasselbe mit der anderen Seite. Der Wechsel soll langsam und in »Zeitlupe« vor sich gehen.

*Wirkung:* Entgiftend durch die Anregung der Lymphtätigkeit, belebend und kräftigend für das Nervensystem.

*Wir stellen uns vor:* »Ich habe Rückgrat.« »Gerade im Körper und in der Seele.« »Mein ganzes Nervensystem ist voller Lebenskraft.«

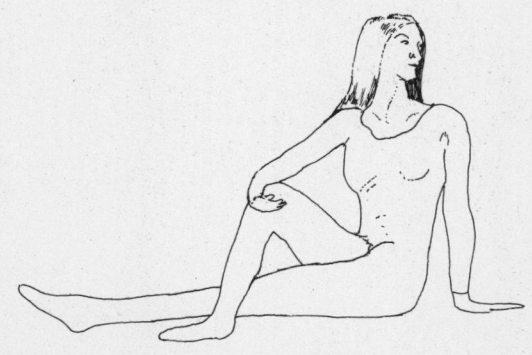

*Die »Sphinx« im Sitzen*

## 27 Reinigende Zwerchfell-Atmung
*im Sitzen*

Wir atmen restlos aus und lassen den Einatem ruhig in den unteren Teil der Lunge kommen (die volle Einatmung würde den Fluß dieser stark belebenden Übung stören), dann ziehen wir ruckartig den Bauch ein, das Zwerchfell hoch und stoßen gleichzeitig die ganze eingeatmete Luft kraftvoll durch die Nase aus.

Wir wiederholen den Vorgang rhythmisch mindestens eine halbe Minute lang.

Zunächst gehen wir langsam vor. Erst mit größerer Übung beschleunigen wir diese Atmung und verstärken damit die stimulierende Wirkung.

*Wirkung:* Reinigung von Umweltgiften, Anregung der Vorgänge im Bauchraum (Verdauung, Ausscheidung, Umwandlung von Nahrungsstoffen), Steigerung der Zell-Atmung.

*Wir stellen uns vor:* »Kraftvoll, neu geboren.«

# 28 Einfache Auflade-Übung
*im Liegen*

### a) Aufladen der Hände

Wir reiben zuerst die Handflächen aneinander, dann die Handrükken. Wir massieren die Finger der einen Hand mit Daumen und Zeigefinger der anderen. Anschließend verschränken wir die Finger ineinander und ziehen sie mehrmals langsam mit Widerstand auseinander. Dann reiben wir nochmals die Handflächen, bis sie heiß sind.

### b) Aufladen der Füße

Mit der rechten Hand drehen wir die fünf Zehen des linken Fußes mehrmals in beide Richtungen, dann mit der linken Hand die Zehen des rechten Fußes. Wir massieren die Fußrücken bis über den Rist und schließlich die Sohlen beider Füße, bis sie heiß sind.

### c) Zusammenlegung der Handflächen und Fußsohlen

Nun werden die Handflächen und Fußsohlen zusammengelegt und die Knie ein wenig aufgestellt. Wir atmen anschließend geruhsam, aber bewußt, mit Vollatmung ein und aus. Bei jeder Ausatmung lenken wir die aufgenommene Kraft in den ganzen Körper. Die Energie, die normalerweise zum Teil aus Fußsohlen und Handflächen wieder in die Umgebung abgestrahlt wird, bleibt auf diese Weise dem Körper erhalten und potenziert sich mit jedem neuen Atemzug.

Übungen drei bis fünf Minuten ausführen.

*Wirkung:* Spürbare Steigerung der körperlichen und seelischen Vitalität.

*Wir stellen uns vor:* »Ich bin voller Lebenskraft.« »Jeder Lage gewachsen.«

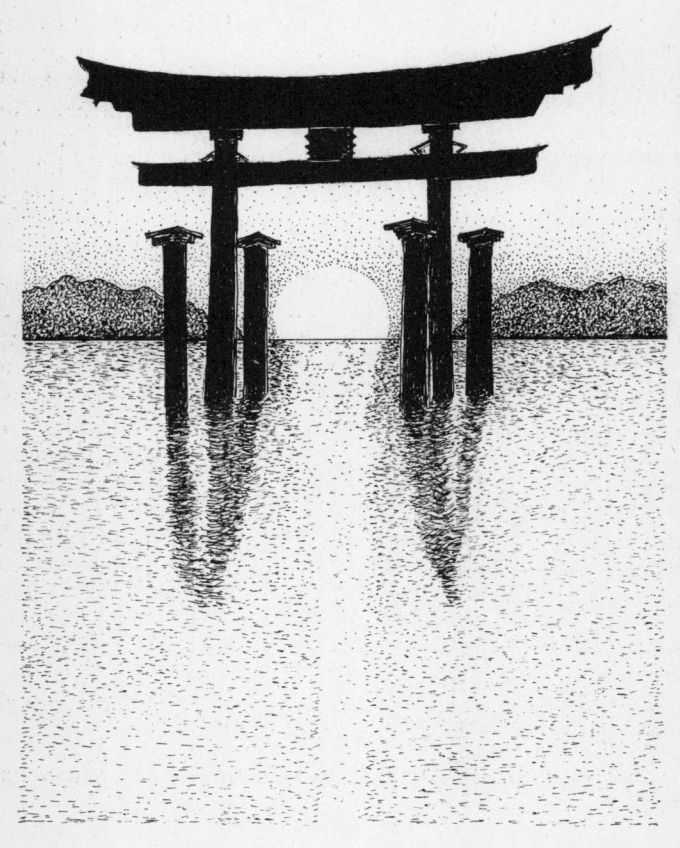

## 29 Aufladung des Sonnengeflechts I
*im Sitzen oder Liegen*

Das Sonnengeflecht ist ein etwa faustgroßes Nervenknäuel, das sich zwischen Rückgrat und Nabel befindet. Es hat sehr viel mit unseren Emotionen zu tun, mit unbewußten verdrängten Erlebnissen aus früherer Zeit, hat aber vor allem die Aufgabe einer Körperbatterie, die immer wieder neu gespeist werden muß. Mit unserer Atemkraft können wir, über das gewöhnliche Maß hinaus, dort Energie sammeln. Wir setzen die Fingerspitzen, die Finger sind ein wenig gespreizt, auf die Magengrube unterhalb der Rippen (der Mittelfinger befindet sich etwa in Nabelhöhe). Die Finger dürfen sich nicht berühren. Wir stellen uns nun lebhaft das dahinterliegende Sonnengeflecht, wie oben beschrieben, vor. Es ist wichtig, daß diese gedankliche Anstrengung zu einem intensiven »Hineinspüren« wird. Wir lassen den Einatem kommen und lenken, wenn wir ganz gefüllt sind, mit unserem Ausatem einen hell leuchtenden Pranastrom aus der Lunge über die Schultern durch die Arme, Hände und Fingerspitzen in das Sonnengeflecht. Wir können diese Übung über einen längeren Zeitraum, etwa fünf bis zehn Minuten, ausdehnen, bis wir vor unserem geistigen Auge einen sich vergrößernden Lichtball in der Mitte unseres Körpers entstehen sehen. Wir sollten die Einatmung nicht übertreiben, die Ausatmung dagegen vervollkommnen.

Übung drei- bis siebenmal ausführen.

*Wirkung:* Initiative und Gerichtetsein auf das Höchste in uns, gegen Schwäche, Müdigkeit und negative Emotionen.

*Wir stellen uns vor:* »Ich bin die Sonne meines Daseins, gesund und stark.«

*Die Sonne steigt über die Erde empor:*
*Das Bild des Fortschritts!*
*So macht der Edle selbst seine klaren*
*Anlagen hell.*

*Aus dem I Ging*


*Wär' nicht das Auge sonnenhaft,*
*die Sonne könnt' es nie erblicken.*
*Läg nicht in uns des Gottes eigne Kraft,*
*Wie könnt' uns Göttliches entzücken?*

*J. W. v. Goethe*


*Beim Üben müssen wir erkennen,*
*daß die Ebenen des erweiterten*
*spirituellen Bewußtseins*
*Sphären höherer Frequenz sind.*
*Hinter dem physikalischen Licht*
*ist geistiges Licht, hinter der*
*physikalischen Sonne eine geistige Sonne . . .*

*George Trevelyan*

# 30 Aufladung des Sonnengeflechts II
*im Sitzen*

Zunächst werden die Hände wie in Übung 28 a), der Einfachen Auflade-Übung der Hände, aufgeladen. Die rechte Hand liegt sodann auf dem Bauch über dem Nabel, die linke mit der Handfläche auf der korrespondierenden Stelle im Rücken. Durch Arme und Hände lenken wir wie in Übung 29 zur Aufladung des Sonnengeflechts mit dem Ausatem einen Kraftstrom in unser Sonnengeflecht in der Mitte des Oberbauchs. Dieser »Sonnenstrom« wird durch die Hände intensiviert, die bei dieser Übung gegenüberliegen und sich Energie zuschicken. Wir erfahren ein starkes Wärmegefühl in der Mitte unseres Körpers und spüren, wie der Atem das Vehikel für die zugeführte Energie ist. Mit jedem Atemzug strömt Gesundheit auch in die übrigen Organe des Oberbauchs (Magen, Galle, Leber und Pankreas).

*Wirkung:* Gegen Depression und Lebensüberdruß, Stärkung der Zellmembranen, Zugang zum Unbewußten und zu alten Verdrängungen, Kräftigung von Leber und Galle sowie dem Pankreas.

*Wir stellen uns vor:* »Ich strahle wie eine Sonne.«

*Der Atem, von dem die alten Texte sprechen,*
*ist Ausdruck eines dynamischen Erlebnisses*
*jener vitalen Kraft,*
*die mit jedem Atemzug erweckt wird.*
*Sie wirkt sich aus in unserem Blutstrom,*
*verwandelt sich in immer feinere Formen*
*von Energie, sie schafft eine neue Art*
*des Körperbewußtseins.*

*Lama Govinda,*
*Schöpferische Meditation*

## 31 Atemkraft-(Prana-)Lenkung an kranke Stellen
*im Sitzen oder Liegen*

Wir laden erst wieder beide Hände auf, wie in Übung 28 a), der Einfachen Auflade-Übung, beschrieben.

Dann legen wir die rechte Hand auf die schmerzende Stelle, auf Gelenk, Organ, Wunde usw. Jetzt atmen wir tief ein mit dem Bewußtsein, daß wir von oben, aus dem Universum, Kraft erhalten und der Luft um uns viel Prana entnehmen. Diesen leuchtenden Energiestrom lenken wir mit der Kraft des Ausatems durch die Hand an die Stelle, die heil werden soll. Wir sammeln also die Energie an einer ganz bestimmten Stelle und spüren den Erfolg schon nach einigen Minuten durch das Empfinden zunehmender Wärme. Große Konzentration ist notwendig, die Gedanken dürfen nicht abschweifen. Wir halten wie immer die Augen deshalb geschlossen. Wir können diese Bewußtseinslenkung nicht nur an uns selbst, sondern auch an anderen Personen praktizieren. Wir stellen uns dann das erkrankte Glied, Organ etc. voller Gesundheit und Vitalität vor. Der Ausatem darf bei geschlossenem Mund sehr kräftig sein und ein wenig Geräusch in der Kehle machen. Am Schluß ziehen wir die heilende Hand sehr langsam nach der Seite weg und schütteln sie aus, so, als ob wir damit die negativen Kräfte entfernen würden. Dies ist keine leere Geste!

Sogar ohne Handauflegen und nur mit Bewußtseinslenkung und Atem kann die Heilung funktionieren.

Übung fünf bis zehn Minuten ausführen.

*Wirkung:* Wie oben beschrieben.

*Wir stellen uns vor:* »Es geht mir besser und besser von Moment zu Moment.« »Gesundheit und Ordnung in mein Knie (Herz, Galle, Magen usw.).«

*Der Äther webt das All,*
*der Atem webt den Menschen.*

*Upanishaden*

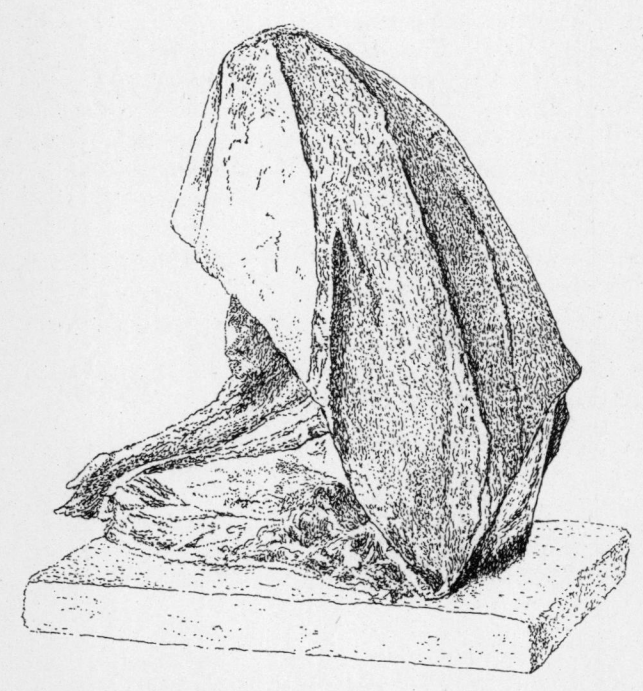

# 32 Bildung eines Odmantels
## *im Sitzen*

Wir atmen langsam, voll und tief ein und stellen uns dabei vor, daß wir von allen Seiten viel Prana in uns einziehen. Ausatmend schicken wir nun diesen aufgenommenen Pranastrom als Energiestrahlen, aus denen wir allmählich vor unserem geistigen Auge einen dicht gewebten »Odmantel« entstehen lassen, bewußt um uns herum. Dieser »Mantel« schützt uns wie eine undurchdringliche Mauer vor allen Angriffen. Wir können uns vorstellen, daß die Energiestrahlen, die das Material für unseren Odmantel bilden, aus der Gegend unseres Nabels hervorströmen, wie ein weißer Nebel, der immer undurchsichtiger wird, sich also mit jedem Atemzug verdichtet, bis wir ganz eingehüllt sind.

Diese Übung kann, wenn wir Schutz brauchen, z. B. auf dem Nachhauseweg spät abends, im Dunkel, allein, in Gegenden, wo wir Angriffen ausgesetzt sind, längere Zeit in Anspruch nehmen. Ein unsichtbarer, feinstofflicher Wall umgibt uns. Wir werden stark in unserer Aura. Nur der Schwache wird angegriffen!

*Wirkung:* Schutz vor Angriffen, auch gegen solche geistiger und psychischer Natur, aus der Ferne und Nähe.

*Wir stellen uns vor:* »Gott schützt mich.« »Ich bin unangreifbar.«

*Der Atem*
*ist der Atem*
*der Gnade Gottes,*
*und dieser*
*Atem ist es,*
*der die Seele*
*zum Leben erweckt.*

*Solange*
*die Seele nicht*
*von Bewußtsein belebt ist,*
*gleicht sie dem Vogel,*
*der noch nicht flügge ist.*

*Sufi-Weisheit*

# 33 Vokal-Atmung I mit den Vokalen a-e-i-o-u
*im Sitzen*

Diese Übung beruht auf der wichtigen Erkenntnis, daß die Schwingungen der einzelnen Vokale mit den Schwingungen bestimmter Körperteile oder Organe korrespondieren. Werden die Laute hörbar gemacht, gesungen oder mit einem Instrument gespielt, können sie sichtbare Wirkungen auslösen, heilen, aufladen, aktivieren, stimulieren.[5]

U-Vibrationen stärken den Unterleib, O-Vibrationen die Bauchorgane, das Sonnengeflecht, A-Vibrationen das Herz, E-Vibrationen die Schilddrüse, den Kehlkopf, I-Vibrationen die Hirnmasse, den Denkvorgang.

Wir atmen voll ein und lassen mit gleichzeitiger Ausatmung, Bauch hängend und locker, den gewünschten Vokal ertönen. Bei verlängerter Ausatmung auf den Vokal werden wir sehr bald deutlich die Schwingungen spüren, die die entsprechende Region stimulieren.

Übung siebenmal ausführen.

*Wirkung:* Kräftigung, Anregung zur Selbstheilung, Verbesserung des Kreislaufgeschehens; gegen Sprachstörungen und leises Sprechen.

*Wir stellen uns vor:* »Ich schwinge im kosmischen Rhythmus.« »Gesundheit in mein Herz (Leber, Magen etc.).« »Freude!«

*Die Silbe Om öffnet das innerste
Wesen des Menschen
Den Schwingungen einer höheren Wirklichkeit.
Es ist der Ausdruck der
Aufnahmebereitschaft und
der Hingabe, einer Blume vergleichbar,
die ihren Kelch dem Lichte öffnet
und alle willkommen heißt.*

*Lama Govinda*

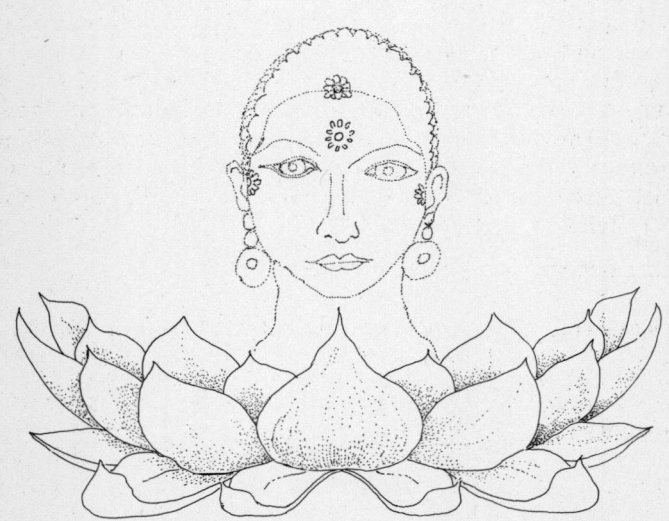

# 34 Vokal-Atmung II – OM
*im Sitzen*

Wir atmen tief und voll ein und lassen wie in Übung 33, der Vokal-Atmung I, das OM kräftig ertönen, wobei wir den Bauch locker lassen, um die Resonanz zu erhöhen. Zwei Drittel der Ausatmung verwenden wir auf das O, ein Drittel auf das M.

Die Silbe OM ist der »vollkommenste Laut, der die Ganzheit der Dinge darstellt und das symbolische Wort ist für das Ewige« (Rabindranath Tagore).

Übung sieben- bis zehnmal ausführen.

*Variationen:*
OM wird mit dem Ausatem »in die Handflächen oder Fußsohlen« gesungen, bis sie vibrieren. Wir atmen wieder tief ein und singen ausatmend OM, wobei wir uns lebhaft vorstellen, daß OM in leuchtenden Buchstaben auf die Handfläche oder Fußsohle geschrieben ist und daß der mit dem Einatem aufgenommene Pranastrom hell und warm dorthin wandert.

Man sollte selbst ein bißchen probieren und erkennen, wie die Klang-Therapie seelisch und körperlich beeinflußt. Sie wirkt transformierend auf unser Zell-System, auf unsere ganze Körper-Chemie. Wir denken dabei an Coué, der seine Patienten mit der immer wiederholten Formel: »ça passe, ça passe (es geht vorüber)« heilte.[5a]

Übung sieben- bis zehnmal ausführen.

*Wirkung:* Gegen Stottern, Stammeln, diffuse Ängste, Schüchternheit.

*Wir stellen uns vor:* »Eins mit dem Kosmos, mit der ganzen Schöpfung.«

*. . . Es ist, als sei das Herz ein
Transformator und ströme das Licht als Liebe
für alles Leben aus.
Wir können das Ausströmen in horizontaler
Richtung aus dem Herzen erleben.
Es muß nicht auf jemanden oder
irgend etwas Bestimmtes gerichtet sein.
Es ist der Anfang der Erfahrung
des Herzzentrums als Organ, das Liebe
für alle Kreaturen weitergibt.
In diesem Augenblick haben wir in uns selber
das Symbol des Kreuzes verwirklicht . . .*

*George Trevelyan*

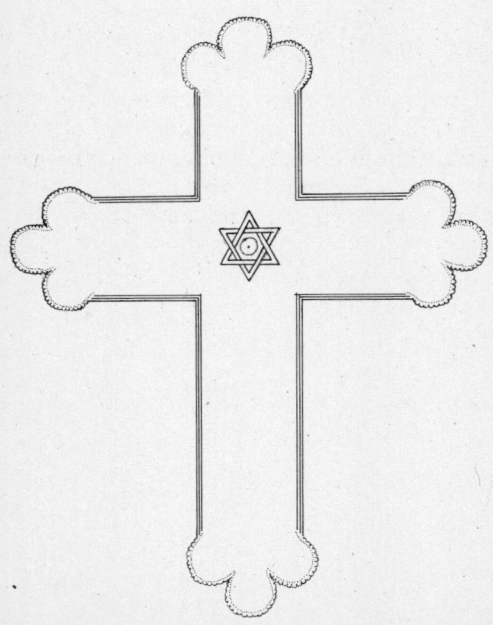

# 35 Die »Kreuzatmung« – Vokal-Atmung III

Wir imaginieren in uns selbst ein Kreuz – der Längsbalken: die Wirbelsäule, der Querbalken: die Arme.

Vom Kreuzungspunkt der beiden Balken, also etwa von der sogenannten »Herzmitte« aus, singen wir zuerst den Vokal u, vertikal nach unten gelenkt, in den Längsbalken, dann den Vokal i, vertikal nach oben gelenkt in den oberen Teil des Längsbalkens, dann lenken wir den Vokal a in den ganzen Querbalken, alles mit der Kraft des Ausatems, jede Phase zweimal. Zum Schluß lassen wir dreimal mit unserem Ausatem und dem Vokal OM eine Rose in der Mitte des Kreuzes erblühen, ein Gleichnis für die Rückkehr aus der Polarität der Schöpfung (zwei Balken!) in die ursprüngliche Einheit des Ungeschaffenen.

Das Kreuz mit der Rose war das Symbol des geheimen Ordens der Rosenkreuzer, dem auch Goethe angehörte!

Übung sehr konzentriert dreimal ausführen.

*Wirkung:* Harmonisierung der Gefühle, Stimulierung der oberen Energiezentren.

*Wir stellen uns vor:* »Ich bin reines Bewußtsein, unverletzlich und unsterblich!« »Ich nehme das Kreuz des Lebens auf mich.«

# 36 Konsonanten-Atmung – Vibrations-Therapie

Ebenso wie die Vokale können auch gewisse Konsonanten, nämlich s, n und m, und die Konsonantenverbindung ng gesungen werden und heilende Wirkung haben.

Sssss unterstützt den Kreislauf, n (gesungen ennnn) wirkt gegen Schnupfen und Nebenhöhlenerkrankungen, ng (gesungen enngg) wirkt durchblutend für den Rachen, die Mandeln, die Stimmbänder und die Ohren, m (gesungen emmmm) vibriert in der Hirnmasse, gibt Konzentration und erhöht das Denkvermögen.

Übung siebenmal ausführen.

*Wirkung:* Wie oben beschrieben.

*Wir stellen uns vor:* »Gesundheit in meinen Hals (Ohren, Stirnhöhle etc.).«

# Die Atemübungen
## Teil B

## 37 Wirbelsäulen-Übung – die sieben Energiezentren

Auf dem Gebiet des Atem-Trainings nehmen die verschiedenen »Wirbelsäulen-Atmungen« einen besonderen Platz ein. Sie wirken auf höherer Ebene und mehr als die vorhergehenden einfacheren Übungen, denn sie sind Anlaß zu einem vergeistigenden, spirituellen Geschehen. Das hängt damit zusammen, daß sich im Rückgrat, unserem »Lebensbaum«, sieben Kraftzentren befinden, die unserem unsichtbaren feinstofflichen Körper unausgesetzt Energie aus höheren Welten zuführen. Ohne den Energiestrom des feinstofflichen Körpers aber könnte unser physischer Körper nicht bestehen![6] Diese Kraftzentren gleichen kleinen Scheiben von etwa sechs Zentimeter Durchmesser, die beim Durchschnittsmenschen dumpf glühen. Werden sie jedoch »erweckt«, indem man sie bewußt macht und mit Hilfe des Atems auflädt, erstrahlen sie wie winzige Sonnen in funkelnden Farben.[7] In der Seitenansicht des Rumpfes erscheinen sie wie Blüten, deren Stengel an einem bestimmten Punkt des Rückgrats entspringt (siehe nebenstehende Abbildung).

Um unsere Übungen mit den Energiezentren besser zu koordinieren, wollen wir den Wirkungskreis der Zentren und ihren Bezug zum körperlich-seelisch-geistigen Geschehen kurz skizzieren.

### 1. Wurzel-Zentrum

im Beckengrund, nahe dem Steißbein
Farbe: rot
Sitz der vitalen Energie, der Geschlechtskraft,
Energieversorgung für den gesamten Organismus,
Kraftquelle für die übrigen Energiezentren

### 2. Sakral-Zentrum

im unteren Bauch, in der Höhe zwischen fünftem Lendenwirbel und Kreuzbein
Farbe: orange

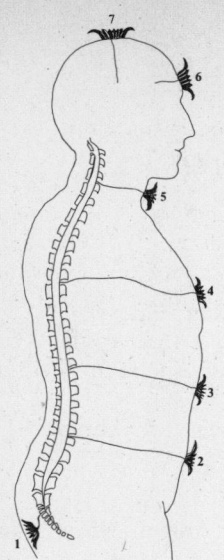

*Die Chakras (nach Leadbeater)*

1 *Wurzel-Zentrum*
2 *Sakral-Zentrum*
3 *Solarplexus- oder Nabel-Zentrum*
4 *Herz-Zentrum*
5 *Kehlkopf-Zentrum*
6 *Stirn-Zentrum*
7 *Scheitel-Zentrum*

Verdauung, Kreislauf, Blutdruck, Ausscheidung und Reinigung, auch seelisch-geistig

### 3. Solarplexus- oder Nabel-Zentrum

in der Höhe zwischen dem zwölften Brust- und dem ersten Lendenwirbel
Farbe: gelb
»Verdauen«, auch im seelisch-geistigen Sinn,
Magen, Leber, Milz, Pankreas
eng verbunden mit den Emotionen, dem vegetativen Nervensystem

### 4. Herz-Zentrum

in der Höhe zwischen dem vierten und dem fünften Brustwirbel
Farbe: grün
Herz, unterer Lungenbereich, Blutkreislauf
Durch seine »Mittler«-Stellung zwischen den unteren und den oberen Kraftzentren ist es besonders wichtig für uns.
Dort ist die Quelle des Mitfühlens mit allen Lebewesen, der Ort,

wo sich animalisch-vitale Kraft in allumfassende Liebe verwandeln kann, wo der »Weg mit Herz« beginnt und wurzelt, wie die Schamanen sagen.

## 5. Kehlkopf-Zentrum

unterhalb des »Adamsapfels«
Farbe: hellblau
Schilddrüse, Kehlkopf, Speiseröhre, Stimmbänder
Ernährung der geistigen Zentren (6. und 7.) mit vitaler Kraft,
Quelle der menschlichen Kommunikation, wichtig für Menschen,
die lehren und führen,
Regulierung des Machtprinzips (Gebrauch und Mißbrauch)

## 6. Stirn-Zentrum

in der Mitte der Stirn zwischen den Augenbrauen, »drittes Auge«
Farbe: indigoblau
untere Partien des Hirns, Sehen, Riechen, Hören, Schmecken,
geistige Erkenntnis, Intuition

## 7. Scheitel-Zentrum

am Scheitelpunkt
Farbe: lila-violett
Verbindung zur kosmischen, geistigen Welt und ihrer spirituellen Energie – enthält die Möglichkeit der Verwandlung des »Ego« in das »höhere Selbst«

*Bewußtmachung und Aufladung der sieben Energiezentren*

*Erste Möglichkeit:*

Wie schon bei der Atemkraft-(Prana-)lenkung an kranke Stellen beschrieben, entsteht vor unserem geistigen Auge das Bild des gewünschten Zentrums in der zugehörigen Farbe. Wir legen die rechte Hand darauf und lenken in unserer Vorstellung mit dem Ausatem einen hellen, leuchtenden Strom hinein.

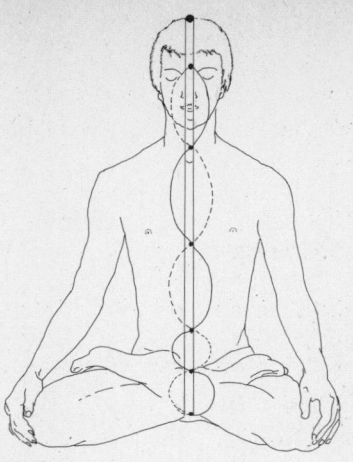

*Zweite Möglichkeit:*

Wir heben den linken Arm über den Kopf, sozusagen himmelwärts, und richten die linke Handfläche nach oben. Sie nimmt Energiezufluß aus höheren Regionen auf. Die rechte Hand (oder die Spitzen der Finger) legen wir auf das gewünschte Energiezentrum.
Vorstellung beim Einatem: Ich nehme mit meiner linken Hand Energie auf.
Vorstellung beim Ausatem: Ich lenke die aufgenommene Energie weiter in mein Herz- (Kehlkopf-, Nabel- usw.) Zentrum.

*Wirkung:* Stärkung der mit den betreffenden Zentren verbundenen Organe und Körperteile, Schaffung heilender Kräfte an diesen Stellen.

*Wir stellen uns vor:* »Kraft und Gesundheit in mein ...-Zentrum.« »Ich bin der Lebensbaum.«

*Merken wir uns:*

*Alle* Wirbelsäulen-Übungen wirken aufladend und stärkend auf sämtliche Energie-Zentren.
Die Wirbelsäule ist unser »Lebensbaum«, die Quelle unserer subtilsten Kräfte![8]

*Durch die Bewältigung*
*des Hauchs,*
*der den ganzen Körper*
*durchdringt,*
*erlangt der Übende*
*Verklärung des Lebens.*

*Patanjali*


*Der Reinen Atem aber*
*geht tief und schwer,*
*der Unreinen Atem*
*ist flach*
*und sitzt in der Kehle.*

*Tschuang Tse*

# 38 Wirbelsäulen-Atmung I (mit Widerstand)
## *im Sitzen*

Wir spüren uns in das Rückgrat hinein und stellen uns den vom Rückenmark erfüllten Mark-Kanal mit seinen lebenswichtigen Funktionen darin vor.

Im Verlauf unserer rhythmischen Atmung erleben wir dann tatsächlich, daß der Pranastrom nicht mehr in die Lunge, sondern entlang dem Rückenmark und durch das Gehirn fließt. Wir haben gleichzeitig die Empfindung von Wärme.

Mit geschlossenen Augen atmen wir durch den Mund ein, der zu einer Ritze geöffnet ist. Der dabei entstehende Ton klingt etwa wie chchch. Während der Einatmung lassen wir die Pranakraft über das Rückenmark mit seiner Verlängerung bis zum Scheitel strömen. Wir atmen sehr langsam. Der Sympathicus wird dadurch gedämpft, wir werden ruhig und verinnerlicht. Am Scheitel hält man den Atem etwas an, dann atmet man wiederum langsam aus. Der Mund ist dabei ritzenförmig geöffnet, der Zungenrand befindet sich an den Zähnen. Es klingt wie chiiii. Bewußt führt man den Pranastrom wieder den gleichen Weg zurück bis zum untersten Punkt des Rückgrats.

Übung siebenmal ausführen.

*Wirkung:* Vermehrte Durchblutung und Vitalisierung in Gehirn und Rückenmarksystem, Belebung der Energiezentren, Vergeistigung.

*Wir stellen uns vor:* »Ich habe Rückgrat.« »Gerade im Körper und in der Seele.« »Mit Himmel und Erde verbunden.«

# 39 Wirbelsäulen-Atmung II (»Springbrunnen«)
*im Sitzen*

Wir atmen ein, wie in Übung 38, der Wirbelsäulen-Atmung I, lassen aber dann während des Ausatmens in unserer Vorstellung den energiegeladenen Pranastrom aus dem Scheitel als Lichtessenz versprühen. Wir sind völlig in der Wirbelsäule konzentriert. Die Übung stammt aus dem Vigyan Bhairava Tantra und ist eine Belehrung Shivas an seine Gattin Devi.

Übung siebenmal ausführen.

*Wirkung:* Lockerung der »Persona«, des »Ego« auf dem Weg zum höheren Selbst.

*Wir stellen uns vor:* »Ich schenke weiter, was ich bekommen habe, denn wer gibt, der empfängt.« »Wer sich selbst vergißt, der findet.«

# 40 Wirbelsäulen-Wechsel-Atmung III
*im Sitzen*

Wir verschließen die rechte Seite der Nase mit dem Daumen, atmen langsam und tief durch das linke Nasenloch ein, bis die Lunge ganz gefüllt ist. Wir halten eine kleine Zeit an, dann verschließen wir die linke Nasenseite mit dem Mittelfinger, dabei ruht der Zeigefinger auf der Stirnmitte, und atmen rechts aus. Wir machen eine kleine Pause.
Dann atmen wir rechts ein, halten an, verschließen rechts und atmen links aus.
Beim Einatmen fließt der Pranastrom von der linken bzw. rechten Gehirnhälfte neben dem Rückenmark hinab bis zum Steißbein, beim Ausatmen vergegenwärtigen wir uns, daß der Pranastrom auf der anderen Seite wieder zurückkehrt zum Gehirn. Der Weg des Pranastroms ist also hufeisenförmig.
Diese Übung beruht auf der Erkenntnis, daß in der rechten Körperseite ein positiver, elektrischer »Sonnenstrom« vorherrscht, in der linken Körperseite dagegen ein negativer, magnetischer »Mondstrom«.

Übung sieben- bis vierzehnmal ausführen.

*Wirkung:* Harmonischer Ausgleich aller seelischen Probleme, Stärkung des 6. Energiezentrums, des Stirnzentrums (siehe Seite 84).

*Wir stellen uns vor:* »Ich bin im Gleichgewicht.«

*Variationen:*
Die Wechselatmung kann mit der »Blasebalg«-Atmung verbunden werden. Wir halten die Nasenseiten abwechselnd zu und verfahren wie oben, nur atmen wir kräftig mit dem Bauch ein und aus.

Übung fünf- bis siebenmal ausführen.

*Wirkung:* Anregung der Bauchorgane, Verdauungsfeuer, Stärkung der zweigeteilten Organe (Nieren und Lunge).

*Wir stellen uns vor:* »Mut und Selbstbewußtsein.«

# 41 Wirbelsäulen-Atmung IV – kleiner Energiekreislauf *im Sitzen*

Wir stellen uns nach untenstehender Zeichnung den Weg des Energiestroms vor, der unsere Vitalität steigern soll.

Die Zungenspitze wird an die Gaumenmitte gebracht – nicht pressen! So wird eine Unterbrechung der Zirkulation vermieden.

Wir stellen uns die Wirbelsäule mit ihren sieben Energiezentren vom Wurzelzentrum bis zum letzten Halswirbel vor, verlängert durch die medulla oblongata (verlängertes Rückenmark) und den kurzen Kanal zum Scheitel, durchs Hirn. Hier wirkt besonders die Zirbeldrüse, das im Laufe der Menschheitsgeschichte versenkte »Scheitelauge«.

Während der Einatmung stellen wir uns vor, wie ein leuchtender Kraftstrom außen an der Wirbelsäule entlang den Weg bis zum

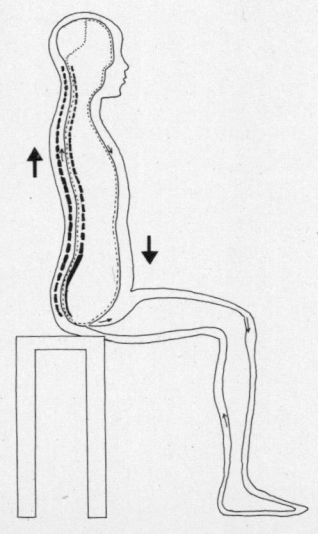

Scheitel nimmt. Während der Ausatmung sehen wir vor unserem inneren Auge, wie dieser leuchtende Kraftstrom auf der Brustseite durch die Energiezentren wieder hinunterströmt bis zum Beckenboden. Hier, am Ende des Rückgrats, schließt sich der Kreislauf, wir beginnen von neuem und lassen uns vom Atem im Bogen hinauf und hinunter tragen.

Zum Abschluß der Übung massieren männliche Schüler den Bauch mit der flachen Hand vierzehnmal im Uhrzeigersinn, und vierzehnmal dagegen, weibliche Übende massieren umgekehrt zuerst gegen den Uhrzeigersinn, dann mit ihm.

Macht man diese Übung sehr intensiv, so funktioniert der kleine Energiekreislauf ganz von selbst kräftig weiter für viele Stunden. Wirbelsäulen-Übungen sollten insgesamt ein lange anhaltendes Wärmegefühl hinterlassen. Übende berichten von einer »warmen Hand« auf Kreuzbein, Lenden- oder Brustwirbel oder von einem steten warmen Fließen im Rücken, das ein Geborgensein vermittelt.

*Wirkung:* Steigerung der Vitalität, starke Belebung der Zellen und Zellmembranen, Transformation der Kräfte in feinere Aggregatzustände.

*Wir stellen uns vor:* »Gesundheit, Vitalität und Ordnung.« »Mein ganzes Nervensystem ist voller Lebenskraft.«

## 42 Wirbelsäulen-Atmung V – großer Energiekreislauf *im Liegen oder Sitzen*

Wir stellen uns nach voranstehender Zeichnung den Weg der Energie im Körper vor: vom untersten Ende der Wirbelsäule bis zum Scheitel, vom Scheitel vorne hinunter bis zum Beckenboden, von dort an der Rückseite der Beine entlang bis zu den Fußspitzen und vorne hinauf an den Beinen bis zum Beckenboden zurück.

Der Weg verläuft also von der Seite gesehen in einer Lemniskate, einem liegenden Achter, dem Sinnbild für Unendlichkeit. Um den Kreuzungspunkt zu spüren, ziehen wir immer, wenn diese Stelle bei unserer Übung berührt wird, kurz die Muskulatur des Beckenbodens ein.

Wir schließen den Kreislauf, indem wir die Zunge an die Gaumenmitte legen.

*Einatmen:*    Der helle, leuchtende Kraftstrom zieht gleichzeitig von unten nach oben an der Wirbelsäule hinauf über das verlängerte Rückenmark durch das Hirn bis zum Scheitel.

*Ausatmen:*    Der Strom geht vom Scheitel wieder hinunter auf der Vorderseite des Körpers über Stirn, Kehlkopf, Herzmitte, Nabel bis zum Beckenboden.

*Einatmen:*    Die Beckenboden-Muskulatur einziehen!

*Ausatmen:*    Der Kraftstrom fließt jetzt hinten an den Oberschenkeln, Waden, Fersen, Fußsohlen entlang bis zu den Zehenspitzen.

*Einatmen:*    Der Kraftstrom fließt zurück über Rist, Schienbein, Knie, Oberschenkel bis zum Schnittpunkt am Beckenboden.

*Ausatmen:*  Die Beckenboden-Muskulatur einziehen!

*Einatmen:*  Kreislauf von vorne beginnen, etwa fünf bis zehn
Minuten lang.

Nach Abschluß der Übung wird die Energie selbsttätig im Körper
zirkulieren.

*Wirkung:* Vitalisierung der Herztätigkeit und des Kreislaufs,
Belebung von Beinen und Füßen, gegen Venenstauungen.

*Wir stellen uns vor:* »Voller Kraft vom Scheitel bis zur Sohle.«

*Ein wenig Pranayama*
*genügt schon,*
*z. B. den Atem beobachten:*
*damit wird der Geist*
*von anderen*
*Tätigkeiten abgezogen*
*und auf die Beobachtung*
*des Atems festgelegt.*
*Das bringt den Atem*
*unter Kontrolle –*
*und damit*
*auch den Geist.*

*Ramana Maharshi*

# 43 Wirbelsäulen-Atmung VI – die ICH-BIN-Übung
*im Sitzen oder Stehen*

Wir atmen ein, stellen uns aber vor, daß der Einatem durch das »Dritte Auge«, das Stirnenergiezentrum zwischen den Augenbrauen, einfließt, beim Ausatmen sprechen wir ein langgedehntes ICH-ch-ch-ch, wobei wir die Atemessenz als rosa Wolke aus unserem Scheitel treten lassen. Die Augen sind geschlossen, wir sind völlig konzentriert. Dann atmen wir wieder durch das »Dritte Auge« ein und mit dem laut gesprochenen BIN-n-n-n aus. Das n-n- vibriert in der ganzen Wirbelsäule bis zum Beckengrund. Wir sind ganz in der Wirbelsäule. Resonanz im ganzen Körper.

*Wirkung:* Stimulierung der Energiezentren, Stärkung der Nervenbahnen, gegen Ängstlichkeit und Schüchternheit.

*Wir stellen uns vor:* »Ich bin, der ich bin.« »Mut und Selbstbewußtsein.«

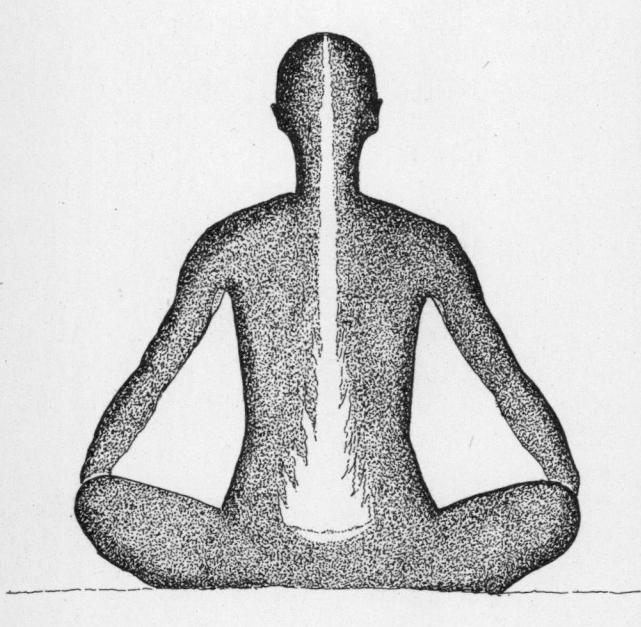

# 44 Die Tum-Mo-Übung der Tibeter
*im Sitzen*

Wir sitzen sehr gerade mit entspannten Schultern und konzentrieren uns wieder auf die Wirbelsäule. Die Augen sind geschlossen. Wir atmen ein, am besten mit Widerstand, wie in der Übung Bildung eines Odmantels, und stellen uns den Rückenmark-Kanal so dünn wie Nähseide vor. Beim Einatmen lassen wir den Prana-Strom im Kanal von unten nach oben ziehen (vom Steißbein zum Scheitel), beim Ausatmen lenken wir in entgegengesetzter Richtung (vom Scheitel zum Steißbein).

Wir haben die Vision von Feuer. Wir sehen die Farbe rot und empfinden Wärme, die sich im Rückenmark zur Hitze steigert. Nach einer kleinen Pause atmen wir wieder ein wie oben, nur wird jetzt der Kanal breiter, so breit wie ein Wollfaden. Beim dritten Atemzug wie ein Bindfaden, beim vierten Atemzug wie ein Elektrokabel, beim fünften wie ein Bergsteigerseil, beim sechsten wie ein Schiffstau, beim siebten nimmt der Kanal die volle Breite unseres Rückens ein. – Wir lassen noch ein paar Atemzüge folgen und haben dann das Feuer völlig angefacht. Wir »stehen in Flammen«.

Die Übung verläuft also in sieben Phasen.

Im akuten Notfall, wie bei großer Kälte, ist eine Ausdehnung der Übung bis zu einer halben Stunde möglich, wobei sie mit der Übung 3, der »Blasebalg«-Atmung, kombiniert werden kann.[9]

*Wirkung:* Wärme, erhöhte Aktivität, Initiative, Mut.

*Wir stellen uns vor:* »Alle meine Kräfte sind wie in einem Brennglas vereint.« »Ich läutere mich im Feuer.«

*Ein bißchen Feuerluft,*
*die ich bereiten werde,*
*hebt uns behend von dieser Erde.*

*J. W. v. Goethe – Faust II*

## 45 Bewußtmachung der rechten und linken Gehirnhälfte *im Sitzen oder Liegen*

Wir konzentrieren uns auf unser Gehirn, das durch das Corpus callosum (Balken) in zwei Hälften geteilt wird.

Wir sitzen gerade, mit geschlossenen Augen, und nehmen mit unserem Gehirn Verbindung auf, indem wir abwechselnd mit unserem linken Auge in die linke Gehirnhälfte und mit dem rechten Auge in die rechte Gehirnhälfte schauen. Ruhig und gleichmäßig atmend blicken wir dann innerlich mit beiden Augen auf die Mitte mit dem »Balken«.

Diese Lokalisierung ist notwendig, um unser Bewußtsein an die richtige Stelle zu schicken, wenn wir jetzt mit der eigentlichen Übung beginnen.

Wir atmen langsam ein, lassen uns füllen und halten ein wenig an. Beim Ausatmen richten wir den Bewußtseinsstrom wie einen Scheinwerfer auf die linke Gehirnhälfte und schauen sozusagen in diese Hirn-Partie hinein. Wir atmen wieder ein, machen eine Pause und richten ausatmend den Scheinwerfer auf die rechte Gehirnhälfte.

Wir vergegenwärtigen uns: links – klares, logisches Denken
rechts – Traum, Intuition, Inspiration

Um die beiden Gehirnhälften noch besser zu erfahren, können wir die Übung folgendermaßen erweitern:

Links:   einatmen, Pause, den Ausatem mit der Projektion einer Zahl verbinden

Rechts:  einatmen, Pause, den Ausatem mit der Projektion eines Buchstabens verbinden

links: die Zahl 1     rechts: der Buchstabe a
die Zahl 2            der Buchstabe b
die Zahl 3            der Buchstabe c   usw.

Man kann mit dieser Buchstaben-Zahlen-Kombination so lange fortfahren, wie es angenehm ist, man kann sie auch vertauschen

oder die Übung auf andere Gegensätze ausdehnen, z. B. Sommer
– Winter, schwarz – weiß.

*Wirkung:* Verbesserung der Hirnfunktionen, Steigerung der Kreativität, hilfreich für Linkshänder und für Personen, die einen
Schlaganfall hinter sich haben.

*Wir stellen uns vor:* »Ich bin wach und gelassen.«

*Der Atem
ist der kleine Bruder
von Tod und Wiedergeburt.*

*Bildhafte Erinnerung
ist 1000 × stärker
als verbale.*

*Ruhe, die ins Werden kommt,
ist die Voraussetzung
des Lebens.*

*Arnold Keyserling*

*Die tiefe Ruhe dauert.*
*Sie ist die Mutter alles Todlosen.*
*Auf ihrer Bewegung beruht die Werdung*
*Himmels und der Erden.*
*Die tiefe Ruhe ist Bewegung in sich selbst.*

*Laotse, Tao Te King*

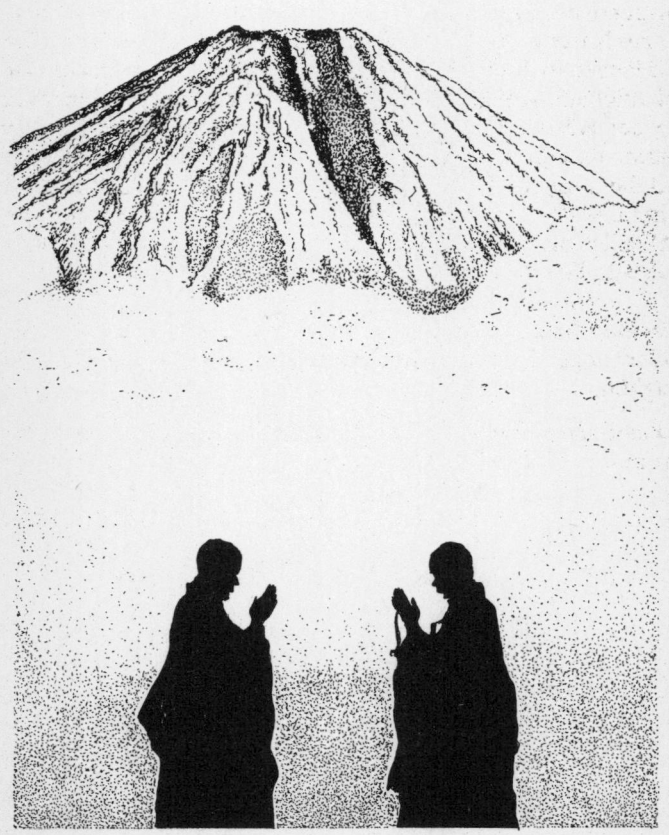

# 46 Die meditative Ruhe-Atmung
### *im Sitzen oder Liegen*

Diese in japanischen Klöstern praktizierte Übung fördert die Stille in unserem inneren Bereich als Gegengewicht zum hektischen Getriebe der Umwelt.

Wir lassen Herz und Körper still werden, beruhigen die Atmung, entspannen und schließen die Augen sanft. Die Augäpfel richten wir zur Nasenwurzel. Jetzt lassen wir die Atemzüge immer dünner und länger werden. Alle Suggestion konzentriert sich auf Stille, Leichtigkeit, Weichheit und Inaktivität, bis wir deutlich spüren, wie der Körper in sanfte Schwingungen gerät. Wir fühlen eine Wärme im Unterbauch, die sich bis zu den Fußsohlen hin bewegt und dann schließlich im ganzen Körper zirkuliert. Unser Körper dehnt und dehnt sich endlos über das Zimmer, in die Stadt, bis er schließlich das ganze Universum auszufüllen scheint. Wir wachsen über alle Grenzen hinaus. Wir erleben vollkommene Stille.

*Wirkung:* Seelische Ausgeglichenheit und körperliches Wohlbefinden; gegen Rhythmusstörungen des Herzens und gegen Schlaflosigkeit.

*Wir stellen uns vor:* »Ich bin eingebettet in den großen kosmischen Strom.«

*Der Kreis des Medizinrades ist das Universum.*
*Er ist Veränderung, Leben, Tod, Geburt*
*und Lernen. Dieser große Kreis ist das Zelthaus unserer*
*Körper, unseres Geistes und unserer Herzen.*
*Er ist der Zyklus von allem, was existiert.*
*Der Kreis ist unser Weg der Berührung und*
*der Erfahrung der Harmonie mit allen Dingen*
*um uns herum. Und für die,*
*die das Verstehen suchen,*
*ist der Kreis ihr Spiegel.*

*Indianerweisheit*
*Hyemeyohsts Storm, Sieben Pfeile*

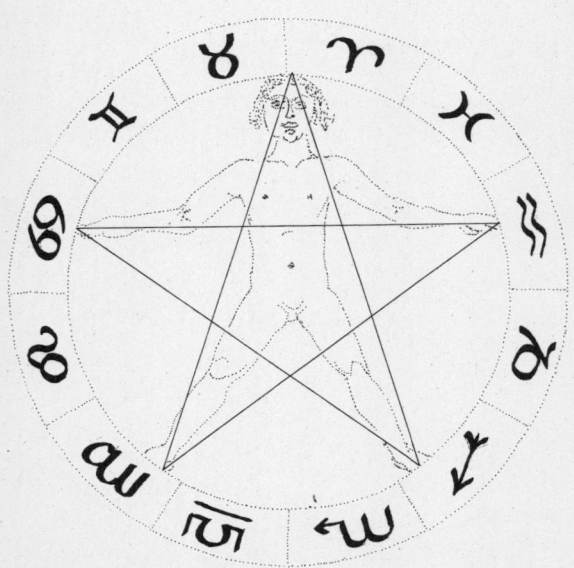

# 47 Die Pentagramm-Atmung
*im Liegen*

Das Pentagramm oder Fünfeck ist eines der uralten Symbole für den Menschen.

Wir liegen am Boden, spreizen die Füße und breiten die Arme nach der Seite aus. Wir stellen uns vor, daß wir in ein Pentagramm eingeschlossen sind, dessen fünf Ecken die Fußspitzen, die Fingerspitzen und der Scheitel sind. Wir lassen uns ganz vom Einatem füllen, atmen uns hinein in dieses Symbol des Menschseins und dehnen uns beim Ausatmen mit dem Pentagramm zusammen aus. Wir wachsen mit jedem Atemzug nach allen Seiten weiter, bis wir als Pentagramm den ganzen Raum ausfüllen, ja sogar darüber hinauswachsen. Wir sind schließlich so groß wie ein Riese. Wir halten diese expansive Stellung einige Zeit, dann ziehen wir uns wieder zur normalen Größe zusammen, Beine und Arme kommen wieder in die Ausgangsposition.

*Wirkung:* Bewußtseinserweiterung, gegen Furchtsamkeit und Beklommenheit, gegen Mangel an Selbstvertrauen.

*Wir stellen uns vor:* »Ich bin das Pentagramm.« »Ich bin der Kreis.«

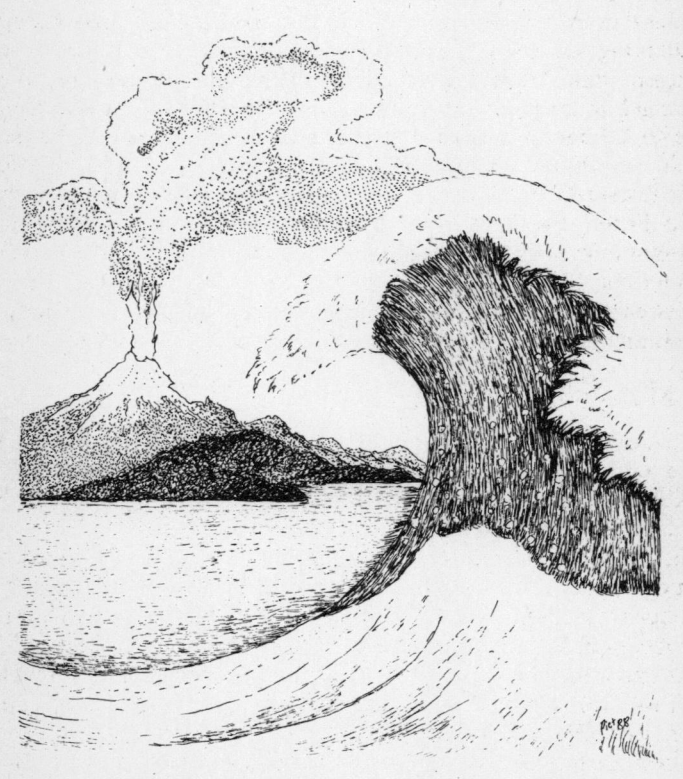

# 48 Die Elemente-Atmung
## *im Sitzen*

Diese Übung macht viel Freude, bedarf aber besonderer Konzentration und Imaginationskraft. Wir müssen dazu wissen, daß die vier Elemente Feuer, Wasser, Luft und Erde in allem Lebenden, und auch in der uns umgebenden Luft, natürlich auf feinstofflicher Ebene, enthalten sind.

Jedes dieser Elemente hat seine charakteristische Eigenschaft und Strahlung, die wir uns zunutze machen können.

Angenommen, wir spüren zu wenig Feuerkraft in uns, d. h. Mangel an Initiative und Energie, so können wir Feuerkraft mit dieser Übung in uns potenzieren. Oder es fehlt uns an Wasser, d. h. Sensibilität, Mitgefühl oder Entspannung: Dann schlürfen wir Wasser-Element in Form von Wasserdampf oder Nebel durch alle Poren ein und »werden zu Wasser«. Luft stärkt unsere Kommunikationsfähigkeit, Erde unseren inneren Halt, unsere materielle Ebene.

Hier folgt die kurze Anleitung zur Übung für alle vier Elemente getrennt, um dem Übenden die Durchführung zu erleichtern.

## 1. Element Wasser

Wir sitzen gerade und entspannt mit lockerem Bauch. Wir stellen uns eine Herbstlandschaft im Nebel vor, es tropft von den Bäumen, ein Bach plätschert, Haare und Haut sind feucht, wie Tränen läuft das Wasser über unser Gesicht.

Mit halboffenem Mund (etwa wie in der Übung Wirbelsäulenatmung I), der Zungenrand befindet sich seitlich an den Zähnen, ziehen wir nun das Wasser-Element aus der Umgebung in uns ein. Eingeatmet halten wir etwas an, fixieren das Wasser-Element in uns und atmen dann ganz normal langsam aus. Siebenmal schlürfen wir, verweilen für etwas längere Zeit und vertiefen uns dabei ganz in die Natur des Wassers. Wir »werden selbst zu Wasser«. Auf sieben Zeiten entlassen wir wieder das Wasser. Dies geschieht, indem wir normal einatmen, dann auf ffff mit gespitztem Mund

*Von allen Elementen sollte der Weise sich das*
*Wasser zum Lehrer wählen. Wasser gibt nach,*
*aber erobert alles. Es greift nie an, aber*
*gewinnt immer die letzte Schlacht.*

*Taoistische Philosophie*


*Luft verbindet, Denken trennt.*

*Chinesisches Sprichwort*


*Feuergeister sind in der Luft,*
*welche Mensch, Tier und Pflanze*
*einatmen, als Götter inkarniert;*
*sie sind die Träger der Prana-Kräfte.*

*Veltheim-Ostrau, Der Atem Indiens*


*Ich bin ein Felsen.*
*Ich habe Leben und Tod gesehn.*
*Ich habe Glück erfahren, Sorge und Schmerz.*
*Ich lebe ein Felsenleben.*
*Ich bin ein Teil unserer Mutter, der Erde.*
*Ich habe ihr Herz an meinem schlagen gefühlt.*
*Ich habe ihren Schmerz gefühlt*
*Und ihre Freude.*

*Indianische Lyrik*
*Dancing Eagle Plum*

jedesmal eine kleine Quantität des angereicherten Elements wieder in die Umgebung hinausblasen. Wir geben zurück, was wir empfangen, aber das Erlebnis »Wasser« hat uns verwandelt.

## 2. Element Luft

a)  Wir sitzen gerade mit lockerem Bauch.
b)  Wir haben die Vorstellung, daß wir auf einem Hügel im Herbstwind stehen. Drachen steigen, Fahnen flattern, Krähen wiegen sich in der Luft, der Wind hilft, blasend das Luftelement in alle Poren einzuziehen.
c)  Mit halboffenem Mund schlürfen wir das Luft-Element ein.
d)  Wir halten an, fixieren das Luft-Element und atmen normal mit geschlossenem Mund aus.
e)  Siebenmal wiederholen.
f)  Siebenmal ausatmen auf fff, nach normalem Einatmen.
g)  Wir fühlen das Erlebnis »Luft« meditativ nach.

## 3. Element Feuer (siehe auch Tum-Mo-Übung der Tibeter)

a)  Wir sitzen gerade mit lockerem Bauch.
b)  Wir haben die Vorstellung von einem Sonnwendfeuer auf dem Berg, die Flammen prasseln, züngeln zum Himmel, wir fühlen Wärme, Hitze, sehen rote Glut, Altes verbrennt – die Wende ist da!
c)  Wir ziehen mit halboffenem Mund Feuer-Element ein.
d)  Wir halten etwas an, fixieren das Feuer-Element und atmen normal mit geschlossenem Mund aus.
e)  Siebenmal wiederholen.
f)  Siebenmal ausatmen auf fff, nach normalem Einatmen.
g)  Wir fühlen das Erlebnis »Feuer« meditativ nach.

## 4. Element Erde

a)  Wir sitzen gerade mit lockerem Bauch.
b)  Wir haben die Vorstellung, daß wir am Rand eines umgepflügten Ackers stehen, der bald die Wintersaat aufnehmen soll. Die aufgebrochene Erde verbreitet den Geruch der Frucht-

barkeit – wir denken an das Samenkorn, das sich zu neuem Leben öffnen wird.

c) Mit halboffenem Mund ziehen wir das Erd-Element ein.

d) Wir halten etwas an, fixieren das Erd-Element und atmen normal mit geschlossenem Mund aus.

e) Siebenmal wiederholen.

f) Siebenmal ausatmen auf fff, nach normalem Einatmen.

g) Wir fühlen das Erlebnis »Erde« meditativ nach.

*Wirkung:* Diese vier Übungen können, mit der nötigen Hingabe praktiziert, eine seelisch-geistige Transformation bewirken.

*Wir stellen uns vor:* »Ich bin das Wasser, der Strom, der Ozean.« »Ich bin die Luft, der Wind, ich bin leicht, ich fliege, eins mit der Menschheit.« »Ich bin das Feuer, die Flamme, die Wärme.« »Ich bin die Erde, stehe fest, voller Vertrauen, offen für das Werdende.«

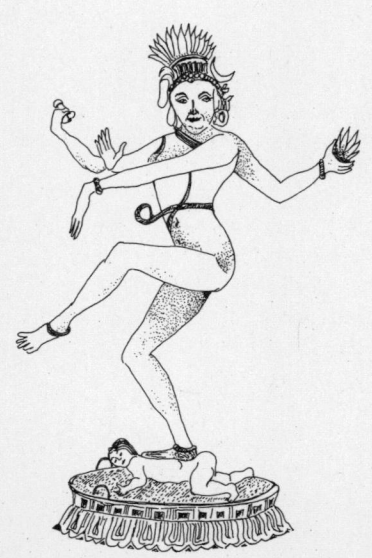

*Es ist Prana, was in deinem Atem geht*
*und in deinen Augen leuchtet.*
*Durch Prana sehen wir, hören wir,*
*tasten wir, schmecken wir, riechen wir,*
*denken wir.*
*Das Lächeln einer schönen Frau,*
*die Melodie der Musik,*
*die Worte des Redners werden aus Prana*
*geboren. Prana ist Kraft.*

*Vivekananda, Raja Yoga*

*Berühre mein Kind mit deinem Atem!*
*Berühre es!*
*Du allein schenkst ihm das Leben.*
*Schenke ihm ein langes Leben –*
*darum bitten wir dich, Vater!*

*Gebet der Pawnee-Indianer*

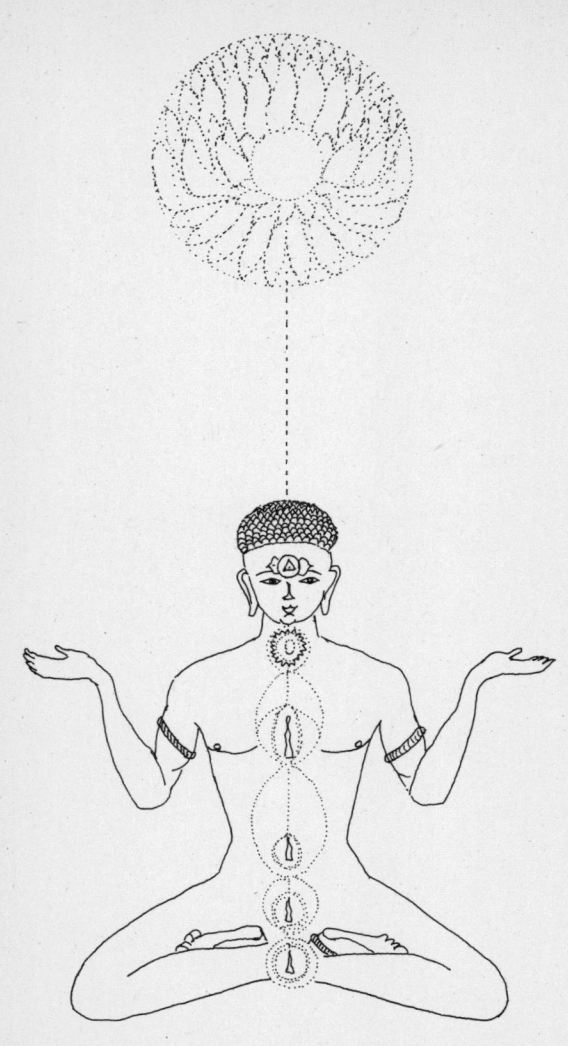

# 49 Die »Kosmische« Atmung I
*im Sitzen*

Wir sitzen gerade mit entspannten Schultern und lockerem Bauch. Der Hinterkopf ist ein wenig zur Decke gezogen, das Kinn neigt sich zur Brust.

Vor unserem geistigen Auge entsteht folgendes Bild: Unser Herz zeigt sich als lichtes Zentrum, aus dem unser ganzes Sein in den Kosmos hinaufströmt, bis es das Herz unseres »höheren Selbst« trifft, das über uns als göttliche Erscheinung schwebt. Herz verbindet sich mit Herz, unsere Seele mit Gott.

Indem wir uns mit dieser Vorstellung befreunden, atmen wir langsam ein und schweben mit diesem Einatem hinauf zum »höheren Selbst«, das uns Kraft aus seinem Herzen entgegenbringt. Diese Kraft fangen wir auf und lenken sie mit dem Ausatem wieder herunter in unser eigenes Herz.

Diese beiden Atem-Phasen werden mit folgender Geste verbunden: Die Handflächen sind am Anfang der Einatmung in Höhe des Herz-Zentrums zur Vorderseite des Körpers gerichtet. Im Verlauf des Einatems heben wir sie höher und höher, bis sie sich etwa in Scheitelhöhe wie zwei Schalen zum Auffangen der Kraft von oben ausbreiten.

Mit dem Ausatem senken wir die Hände wieder und schließen die empfangene Kraft, die wir uns auch als Licht vorstellen können, mit beiden Händen in unserem Herzen ein.

Als Hilfe für unsere Imagination mag uns die schöne Darstellung von der Vereinigung mit dem »höheren Selbst« aus dem tibetischen Totenbuch dienen.[10]

*Wirkung:* Die Wirkung ist vor allem auf der seelischen Ebene zu spüren: Geborgenheit, Ausgeglichenheit, Ruhe.

*Wir stellen uns vor:* »Ich bin eingebunden in den Schutz höherer Mächte.«

# 50 Die »Kosmische« Atmung II *im Stehen*
*nach »Gespräche mit Seth« von Jane Roberts*

»...schließt die Augen und versucht, in eurem Inneren den Kraftquell zu spüren, von dem eure Atmung und Lebensenergie ausgeht. Einigen von euch wird dies beim ersten Versuch gelingen. Andere werden länger brauchen. Sobald ihr diesen Kraftquell in euch spürt, dann versucht, den Energiestrom durch eure gesamte Körperlichkeit zu verfolgen, ihn durch die Fingerspitzen und Zehen gehen zu fühlen und euch selber als Mittelpunkt davon zu empfinden.

Stellt euch die Ausstrahlungen (eures Kraftquells) vor, wie sie ungemindert bis zum Mittelpunkt der Erde unter euch vorstoßen, andererseits das Blätterwerk und die Wolken über euch durchdringen und sich schließlich in die entlegensten Bereiche des Universums erstrecken...

Emanationen eures Bewußtseins und der Schöpferkraft eurer Seele dringen auf solche Weise nach außen. Die Übung wird euch eine Vorstellung von der wahren Kreativität und Vitalität eurer Seele vermitteln...«[11]

1. Wir spüren unsere Mitte. Diese Mitte befindet sich da, wo unser Atem-Impuls entsteht. Von dort aus führen wir ruhig unseren Atem.
2. Wir lassen uns jetzt vom Einatem füllen und schicken mit dem Ausatem den Energiestrom in die Füße. Die Füße »wachsen in die Erde hinein«. Mit dem nächsten Atemzug lassen wir den Strom durch die Füße in die Erde, bis zum Erdmittelpunkt, zum glühenden Magma-Kern, wandern.
3. Wir heben einatmend die Arme, breiten sie weit zum Himmel gerichtet aus und schicken mit dem Ausatem den Kraftstrom aus der Mitte über die Hände und Fingerspitzen, gleichzeitig über den Scheitel, weit in den Raum, ins Universum.

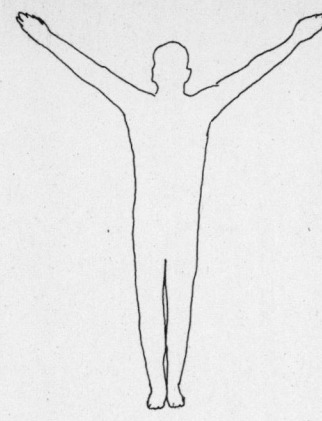

4. Mit jeder Wiederholung wächst und expandiert unsere Vitalität und unser Bewußtsein. Im Austausch erhalten wir Kraft aus dem kosmischen Raum.

Übung siebenmal ausführen.

*Wirkung:* Gefühl einer grenzenlosen Ausdehnung, einer großen schöpferischen Potenz.
Verstärkung der ätherischen Schutzhülle, Schutz vor feindlichen Einflüssen.

*Wir stellen uns vor:* »Eins mit dem Kosmos.« »Offen für höhere Eingebungen.« »Ruhe, Kraft, Gesundheit, Harmonie.«

# Anmerkungen

1. Dazu gehören neben den Mysterienschulen der Ägypter und der Antike die frühen Christen (die Gnostiker), die Mönche des Athos, die Freimaurer und Rosenkreuzer.
2. Siehe A. Jusseck, Begegnung mit dem Weisen in uns, Goldmann 1986.
3. A. David-Néel, Mystiques et Magiciens du Tibet, Libraire Plon 1972.
4. Die Anweisungen wurden so knapp wie möglich gehalten, so daß die Möglichkeit besteht, sie auf Kassette zu sprechen und danach zu üben, wenn eine Bezugsperson fehlt, die den Text vorlesen könnte.
5. Wer denkt dabei nicht an die Trompeten von Jericho, die feste Mauern zum Einsturz brachten?
5a. Wie stark Klang-Therapie auch auf unsere Brüder, die Tiere, und auf unsere Schwestern, die Pflanzen, wirkt, wurde durch Experimente in den USA festgestellt. Man entdeckte, daß Kühe mehr Milch gaben, wenn während des Melkens harmonische Musik ertönte, und daß auf Maisfeldern, die man mit guter Musik »berieselte«, ergiebigere Ernten erzielt wurden.
6. Daß der feinstoffliche Körper mit den Energiezentren den sichtbaren grobstofflichen geradezu »ernährt«, wenn er in höheren Schwingungen vibriert, zeigen uns Beispiele völliger Nahrungslosigkeit aus der jüngeren Geschichte. So lebte die Inderin Ma Giri Bala über 50 Jahre lang ohne Essen und Trinken (s. Yogananda, Autobiographie eines Yogi, Barth-Verlag 1975), die Französin Marthe Robin 40 Jahre lang ohne Nahrungsaufnahme (s. Guitton, Portrait de Marthe Robin, Ed. Grasset 1985) und Theres Neumann aus Deutschland 30 Jahre lang ohne feste oder flüssige Nahrung (s. Steiner, Theres Neumann, Verlag Schnell und Steiner 1968).
7. Diese Energiezentren sowie der Äther- und Pranakörper, mit dem sie verbunden sind, können von Hellsichtigen deutlich wahrgenommen werden.
8. Es soll nicht unerwähnt bleiben, daß gerade mit den Übungen für die Wirbelsäule, kombiniert mit einigen leichteren Atemübungen, in letzter Zeit erfreuliche Besserungen bei Anorexia (Magersucht junger Frauen), bei Multipler Sklerose, Scheuermann und Bechterew, vor allem aber Asthma jeglicher Provenienz erzielt wurden. Auch die Raucherentwöhnung wird durch diese Übungen wirksam unterstützt.
9. Zu der Erzeugung von Wärme durch bestimmte Übungen sei der »Fall Man Bahadur« erwähnt. »Dieser Mann« – so heißt es in einem Bericht – »erschien eines Tages in dem Basislager unserer Himalaya-Expedition auf ca. 5000 m Höhe. Er trug eine dünne Baumwollhose mit Jacke, eine dünne

Wollweste, ein Baumwollhemd, einen alten Khakimantel und einen großen Turban. Er hatte weder Schuhe noch Handschuhe an. Bahadur blieb einige Wochen bei unserer Expedition, untertags kletterte er auf dem Gletscher herum, nachts schlief er im Freien, auch bei Schneesturm.« Veröffentlicht wurde dieser Bericht vom »Journal of Applied Physiology 1963» von Dr. L. Pugh.

10. Es handelt sich hier um die »Amithaba-Meditation« im »Tibetischen Buch der Toten« (Bardo Thödol), Scherz-Verlag 1978.

11. Diese mediale Durchgabe einer geistigen Wesenheit, die sich selbst als »Seth« bezeichnet, wurde in den 60er Jahren von Jane Roberts und ihrem Mann niedergeschrieben. Der Untertitel lautet: »Von der ewigen Gültigkeit der Seele«. Das 1972 erschienene Buch erregte beträchtliches Aufsehen. 1979 erschien es in deutscher Übersetzung im Ariston-Verlag.

# Spezielle Anwendungsgebiete

|  | Übung | Seite |
|---|---|---|

# Literatur

Bardon, Franz: Der Weg zum wahren Adepten, Hermann Bauer Verlag 1956.

Dargyay, Eve: Das tibetische Buch der Toten, Barth Verlag 1978.

David-Néel, Alexandra: Mystiques et Magiciens du Tibet, Librairie Plon 1929.

Dethlefsen, Thorwald: Schicksal als Chance, Bertelsmann 1979.

Devi, Indra: Ein neues Leben durch Yoga, Ariston, 7. Aufl. 1981.

Douval, H. E.: Praktische Anleitungen zur Bewußtseinserweiterung. Hermann Bauer Verlag 1973.

Dürckheim, Karlfried: Hara, Erdmitte des Menschen, Barth Verlag 1975.

Das Friedensevangelium der Essener, Buch 1, Verlag Bruno Martin 1977.

Feild, Reshad: Ich ging den Weg des Derwisch, Fischer Verlag 1981.

Houston, Jean: Der mögliche Mensch, Sphinx Verlag 1984.

Jusseck, Eugene: Begegnung mit dem Weisen in uns, Goldmann Verlag 1986.

Keyserling, Arnold: Der Körper ist nicht das Grab der Seele, Im Waldgut 1982.

Lama Govinda: Schöpferische Meditation und multidimensionales Bewußtsein, Aurum Verlag 1977.

Lama Govinda: Grundlagen tibetischer Mystik, Barth Verlag 1972.

Lindenberg, Wladimir: Yoga mit den Augen eines Arztes, Schikowski 1960.

Laotse: Tao Te King, Barth Verlag 1967.

Lyssebeth, André: Pranayama, Die große Kraft des Atems, Barth Verlag 1972.

Roberts, Jane: Gespräche mit Seth, Ariston Verlag 1979.

Schmidt, K. O.: Selbsterkenntnis durch Yoga-Praxis, Patanjali und die Yoga-Sutras, Drei Eichen Verlag 1970.

Trevelyan, George: Eine Vision des Wassermannzeitalters, Goldmann Verlag 1980.

Yesudian-Haich: Sport und Yoga, Fankhauser Verlag 1960.

Yogananda: Autobiographie eines Yogi, Barth Verlag 1975.